美学区修复间隙管理

RESTORATIVE GAP MANAGEMENT
IN THE ESTHETIC ZONE

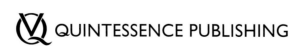

Berlin | Chicago | Tokyo
Barcelona | London | Milan | Mexico City | Paris | Prague | Seoul | Warsaw
Beijing | Istanbul | Sao Paulo | Zagreb

RESTORATIVE GAP MANAGEMENT IN THE ESTHETIC ZONE

美学区修复间隙管理

（瑞士）康纳德·梅因贝格　编著
（Konrad Meyenberg）

张　林　祝　柯　唐封柳　主译

牙齿矫正 Orthodontics

复合树脂直接充填 Direct Composite Bonding

瓷贴面 Veneers

全瓷粘接桥与固定桥 Bonded & All-Ceramic Bridges

种植修复 Implants

北方联合出版传媒（集团）股份有限公司
辽宁科学技术出版社

图文编辑

张　浩　刘玉卿　肖　艳　刘　菲　康　鹤　王静雅　纪凤薇　杨　洋　戴　军　张军林　刘　娜

This is the translation edition of Restorative Gap Management in the Esthetic Zone: Orthodontics, Direct Composite Bonding, Veneers, Bonded & All-Ceramic Bridges, Implants 1st Edition, by Konrad Meyenberg, published by arrangement with Quintessenz Verlags GmbH

© 2023 Quintessence Publishing Co.

All rights reserved.

©2025，辽宁科学技术出版社。

著作权合同登记号：06-2024第51号。

图书在版编目（CIP）数据

美学区修复间隙管理 / （瑞士）康纳德·梅因贝格（Konrad Meyenberg）编著；张林，祝柯，唐封柳主译. -- 沈阳：辽宁科学技术出版社，2025．1. -- ISBN 978-7-5591-3753-1

Ⅰ．R78

中国国家版本馆 CIP 数据核字第 2024AB8631 号

出版发行：辽宁科学技术出版社
　　　　　（地址：沈阳市和平区十一纬路25号　邮编：110003）
印　刷　者：深圳市福圣印刷有限公司
经　销　者：各地新华书店
幅面尺寸：210mm×285mm
印　　张：10.75
插　　页：4
字　　数：215千字
出版时间：2025 年 1 月第 1 版
印刷时间：2025 年 1 月第 1 次印刷
出 品 人：陈　刚
责任编辑：苏　阳
封面设计：袁　舒
版式设计：袁　舒
责任校对：李　硕

书　　号：ISBN 978-7-5591-3753-1
定　　价：198.00 元

投稿热线：024-23280336
邮购热线：024-23280336
E-mail:cyclonechen@126.com
http://www.lnkj.com.cn

译者简介 Translators

主 译

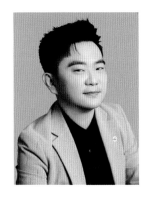

张 林
遵义铂菲口腔门诊部主任
贵州省口腔医学会常务理事
遵义医科大学口腔临床医学硕士研究生
贵州省民营口腔医疗机构协会副会长
青禾牙医联盟联合发起人
"老张说牙"新媒体知识博主
《后牙粘接性嵌体修复》主编

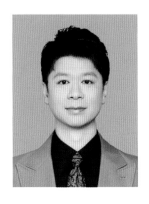

祝 柯
西安领植口腔门诊部主任
美国口腔种植协会（AAID）会员
美国Lomalinda大学口腔医学院种植CE认证
骨整合协会（AO）种植医师临床硕士认证大师班课程助教
欧洲美学牙科学会（ESCD）会员
青禾牙医联盟联合发起人
英国伦敦大学（UCL）牙周认证医师

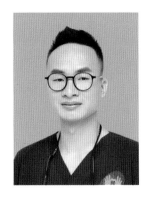

唐封柳
毕业于广州医科大学
广东省湛江市恩博口腔门诊创始人及医疗技术总监
广东省医学美容协会口腔美容专业委员会委员
广东省医学教育协会口腔种植学专业委员会委员
广东粤西牙医病例大赛全科组评委

副主译

陈　希　成都著哲口腔诊所

权香莲　北京世纪城口腔门诊部

刘　静　遵义医科大学附属口腔医院

序言 Foreword

认识Konrad Meyenberg的人都很欣赏他迷人的瑞士风度，而且他多年来在国际上举办讲座时总是一丝不苟。他传授了很多难以置信的专业知识，并展示了大量令人印象深刻的病例。

多年来，我一直在聆听他的讲座，Konrad Meyenberg对事业保持长期的热情始终感染着我，同时也影响着他不断用演讲与写作传递其丰富的专业知识。

我们耗费了很多时间把Konrad Meyenberg的理念和知识记录在一个系列丛书中。现在是时候了：这个系列的第一本书已经出版了，我很高兴，亲爱的Konrad Meyenberg，你现在也找到了写书的乐趣！我们已经对即将出版的更多的书籍感到非常兴奋了！

Horst–Wolfgang Haase博士

前言 Preface

30年前，当我成为一名专业的口腔医生时，部分冠和粘接桥的修复技术刚刚开始成为临床工作中的常规治疗方案，它们是对传统固定义齿修复方案的补充。此外，使用改良的复合树脂水门汀材料进行粘接有助于减轻治疗的创伤，并增加重新处理的便利性。从此，微创甚至无创的修复治疗方案——例如，无须减少任何牙体硬组织的瓷贴面或粘接桥，极大地推动了医疗操作的进步，避免了生物相关并发症，并在患者的一生中实现了更好且长久的美学效果。

种植是修复医生的另一项重要治疗方法。然而，尽管原则上完全不需要造成损伤和打磨邻牙就能通过这种方式修复缺牙间隙，可临床医生在过去的10年就已经认识到，美学区种植是一项特殊的挑战。由于种植体是骨结合（无生物活性），因此无法适应邻牙周围组织结构的终生变化，美学、生物学和功能性问题都会影响种植体的长期效果。这一点已经得到确切的证明。所以，寻求前牙种植修复的微创替代方案如今已变得越来越重要。

因此，种植并不是本书的重点。相反，本书的内容涵盖治疗前牙间隙的各种方法。如下：

■ 移动——牙齿矫正方案。
■ 粘接——非破坏性的修复方案。
■ 放置桥体——粘接桥或全冠固定桥的形态重建方案。
■ 植入种植体——种植方案。

所有这些学科都可以单独或联合使用。

本书的目的不是对文献进行综述，我更希望根据自己长期的临床经验结合相关文献资料，为该领域的专业人士提供前景展望，并启发他们在不同临床情况下使用各类修复方法的可能性。所以，本书可以被看作是一本成功的临床秘籍。

本书每章节后都附有推荐阅读。这些推荐阅读也是对我在口腔领域给予重要影响和激励的所有同事与朋友的致敬，他们不断拓宽我在口腔修复艺术和科学方面的视野与知识面，并帮助我将其转化、运用在日常的临床工作中。

本书通过大量的病例来说明这些理念，并帮助人们透彻地理解在美学区利用现有的治疗手段进行修复间隙管理的方法。不仅展示了这些概念的优点与潜力，还介绍了一些缺点和不足。最重要的是两个关键点：

（1）简约而卓越。
（2）在正确的情况下采用正确的理念，不要在错误的情况下采用模糊不清且证据不足的、所谓正确的理念。

简而言之，我希望本书能够帮助读者在口腔修复这个迷人而又高要求的领域中持续提高自己的技能。此外，本书不仅可以帮助所有从事临床口腔修复的专业人员，还能为我们的患者提供科普信息，因为他们可能会遇到本书中强调的一些问题。

Konrad Meyenberg

中文版前言 Preface

在临床工作中，我们时常会遇到前牙存在缝隙或者缺牙间隙需要修复的情况。何时可以使用复合树脂直接充填关闭间隙，何时需要正畸移动牙齿直接关闭间隙，或者在正畸后是否需配合瓷贴面、粘接桥、固定桥或者种植进行修复，目前还没有明确的治疗设计方案与临床操作指南。而这本《美学区修复间隙管理》为大家展示了许多经典且成功的病例，从理论到操作细节都详细地进行了分享，非常有助于临床医生理解与更好地应对前牙间隙修复的相关问题。在章节的结尾，作者还提供了更多阅读资料，帮助各位医生朋友拓展阅读范围并增加知识储备。

作者Konrad Meyenberg教授希望大家多为患者考虑将来面对再治疗的可能性，微创甚至无创的粘接性修复已足以胜任很多修复工作了。他在书中展示了大量让人惊叹的病例，特别是关于粘接桥修复缺牙间隙的内容，给我留下深刻的印象。从粘接桥的适应证、设计要求、粘接水门汀的推荐到长期成功的临床病例展示，我坚信各位读者阅读后也会有很多收获。

本书由我、祝柯和唐封柳3位医生主译，我们有着相同的微创修复理念，对口腔临床工作充满热爱与动力，特别期待能够将本书中的知识与理念分享给各位医生朋友。翻译工作中难免有疏漏和错误，欢迎大家积极指正，帮助我们成长，感谢支持与鼓励！愿各位朋友生活及工作愉快，创造更美好的临床病例，造福更多患者！

张林
于贵州省遵义市汇川
铂菲口腔门诊部
2024年7月

致谢 Acknowledgments

如果没有我在苏黎世大学的老师、各位同事，还有世界各地的朋友们、德国柏林精萃出版社以及家人对我的关爱和付出，这本书是不可能完成的。

人生就是不断学习的过程。在我的职业生涯中，能够与各位医生朋友分享不同的，有时甚至是对立的观点、理念、技术和经验，是我作为专业人士兼好友的荣幸。我们在治疗患者时，需要以最好的治疗方式为他们服务，而这离不开与同事们分享个人观点和拓宽视野。同时，我积极加入的各种国际学术组织对自己的帮助很大。我特别感谢欧洲牙科美容协会（EAED）和骨整合协会（AO）对我的帮助。

因此，我要特别感谢Peter Schärer教授、Joerg Strub教授、Carlo Marinello教授、Urs Belser教授和Matthias Kern教授，感谢他们在治疗理念方面给予的启发；还要特别感谢我在苏黎世的团队成员，他们是：Marco Imoberdorf医生、Christian Ramel医生、Karin Wolleb医生、Frank Paqué医生和Sven Mühlemann医生。此外，还要特别感谢我的牙齿矫正医疗团队成员，他们所提交的病例在间隙管理治疗的过程中也发挥了关键作用。他们是：Marco Tribo博士、Oliver Furrer博士、Alexandra Holst博士、Michèle Alder博士和René Kubala博士。

在我的整个临床生涯中，个性化的口腔义齿修复技术在展现我们团队的完美水平和实现可持续发展方面发挥了关键作用。口腔技师Walter Gebhard和Nic Pietrobon以及Reto Michel给了我很大的启发，他们完美地实现了口腔义齿修复技术，为本书做出了不可估量的贡献。

我一直很幸运能拥有一个杰出的临床医生好友圈，他们使我的视野更加开阔，为我在丰富治疗理念和获得临床方面的成功做出贡献，帮助我解决了不少疑难问题，并让我持续进步。在众多备受尊敬的同事中，我特别要感谢Ronald Goldstein、David Garber和Ueli Grunder。

Douglas Terry医生、Roberto Spreafico医生和Didier Dietschi医生极大地帮助我拓展了复合树脂水门汀粘接技术领域的临床技能。这些技术在当今尤为重要，因为它们能以非破坏性的方式改善前牙的美观。鉴于间接CAD/CAM技术的不断发展，无创方法是修复前牙的一种非常优雅且对患者友好的方式，但需要临床医生具备高超的动手能力。

我还要特别感谢精萃出版社的Horst-Wolfgang Haase博士和Christian Haase，是他们大力推动了我启动这个项目，我还要特别感谢图书项目负责人Anita Hattenbach。

我非常感谢Ina Steinbrück和Avril du Plessis及其团队，是他们提供了出色、有创意和高效率的工作支持，在全书的图片整理、排版以及英文编辑方面提供了宝贵的帮助——再次感谢！

最后，我要特别感谢这些年来能有机会治疗这么多的患者，并通过当前先进的个性化口腔医疗技术让他们感到满意。有些患者是主动到我们诊所就诊的，也有很多是朋友和同事介绍来的。对我来说，这个好友圈是另一个让我获得极大快乐的来源：能够在友谊、相互信任和尊重的基础上一起工作，这是莫大的荣幸。

作者简介 Author

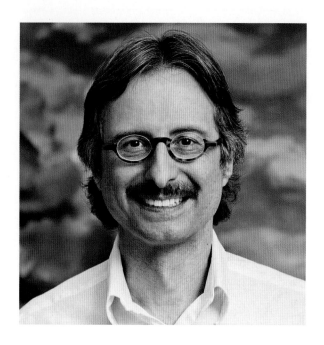

Konrad Meyenberg

口腔医学博士

瑞士苏黎世

电子邮件：k.meyenberg@bluewin.ch

个人主页：https://konrad-meyenberg.ch

工作经历

1992—2012

与医学博士MA Marco Imoberdorf一起在瑞士苏黎世Rennweg（伦威格）私人诊所执业，2011年之前与医学博士Peter Velvart一起在瑞士苏黎世Rennweg私人诊所执业。

2013—2021

与口腔修复科医生Christian Ramel、医学博士MA Marco Imoberdorf、Karin Wolleb和牙体牙髓病学医生Frank Paqué一起在瑞士苏黎世Rennweg（伦威格）开私人诊所。继任者：Sven Mühlemann牙科博士。

2021年至今

进行口腔修复学方面的演讲、研讨会和课程，包括口腔种植技术和粘接技术。

教育经历

1979—1985

瑞士苏黎世大学牙医学院口腔医学专业学习（医学博士毕业）。

1986—1988

瑞士私人执业助理医师。

1988—1990

瑞士苏黎世大学口腔医学专业、口腔颌面外科中心、固定与活动义齿及口腔材料科学专业、口腔修复科学习研究生课程。负责人：教授P. Schärer博士。

1990—1992

瑞士苏黎世大学口腔医学专业、口腔颌面外科中心、固定与活动义齿及口腔材料科学专业做助理教授、高级讲师。负责人：教授P. Schärer博士。

2001—2020

瑞士苏黎世大学口腔医学专业、口腔颌面外科中心、固定与活动义齿及口腔材料科学专业、口腔美学和种植研究生导师。负责人：口腔医学博士C. Hämmerle教授。

执照、证书和职称

1985

瑞士苏黎世大学牙医学院牙医联邦委员会考试（DMD毕业）和口腔医学证书。

1986

瑞士苏黎世大学医学博士。

1993

口腔修复学专家认证（SSO）。

2001

口腔修复学、美学和功能专家认证（EDA）。

专业和科学组织成员

■ 口腔修复学专家认证（SSO）。
■ 瑞士口腔修复学协会（SSRD）。
■ 欧洲牙科协会（EDA）。
■ 瑞士种植学协会（SGI-SSIO）。
■ 欧洲口腔美学协会（EAED）：活跃会员。
■ 骨整合协会（AO）。
■ 国际口腔种植学会（ITI）：研究员。

编委会成员和审稿人：
■ 国际牙周病学和口腔修复学杂志。
■ 国际口腔美学杂志。

目录 Table of Contents

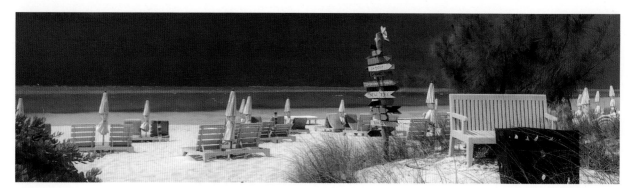

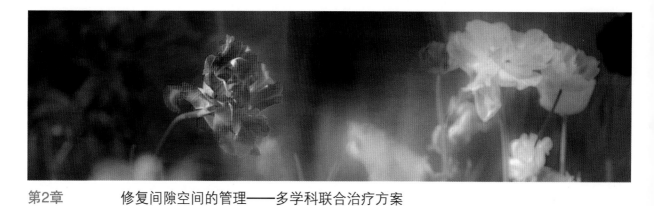

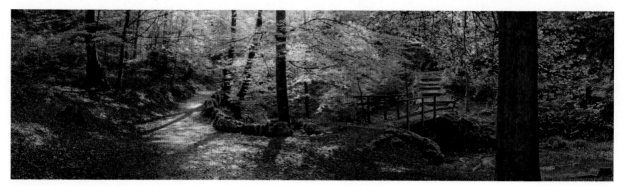

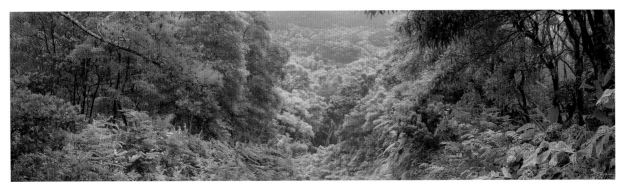

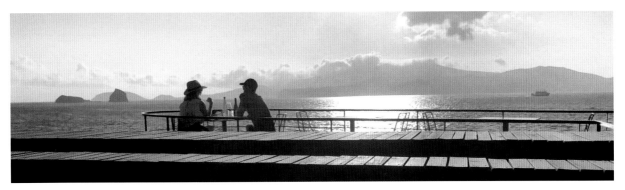

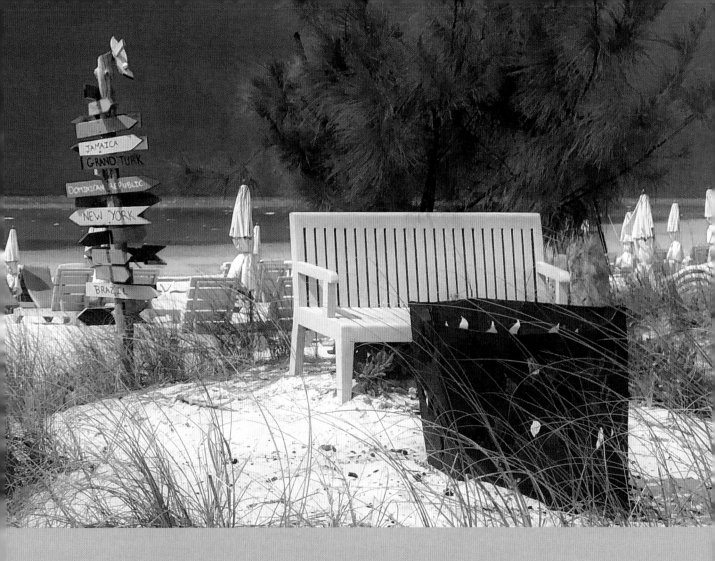

第1章

一些常规性考量因素
Some general considerations

理想牙齿的数量及牙弓尺寸、形状与现有牙齿情况之间的不利关系（典型的Bolton 6类型或12类型、Bolton前牙或整体分析、畸形或过小的牙齿、牙齿先天缺失、早期外伤导致的牙齿缺失）会带来一些美学、生物学和功能上的问题。在许多情况下，仅靠牙齿矫正、修复或形态重建手段无法达到最佳效果。此外，患者的愿望、接受治疗的能力以及经济方面的考虑也是影响治疗方案的重要因素。

下文讨论的所有方案，其长久的临床效果都有详细的文献记载；在经验丰富的临床医生手中，所有方案都显示出较高的留存率和较低的并发症发生率。

从大量的长期研究、系统回顾和病历记录中可以推断出，**粘接桥和贴面**的表现类似，如果是适应证且处理得当，**10年留存率**可达95%或更高，**10年内再次治疗率**低于5%～10%。

与全冠固定桥和单牙种植相比，粘接桥在患者一生中的成本效益也非常高。由于目前全瓷粘接桥的修复范围是两个单位（一个翼，单端粘接），而不是以前的三个单位（两个翼，双端粘接），因此翼松动导致继发龋的风险不再存在。

粘接桥的推荐材料是氧化锆或二硅酸锂玻璃陶瓷。

传统的全冠和**固定桥修复技术**当然仍有其适应证，即牙齿结构有大面积缺损或损坏。但注意传统的生物和技术风险（牙髓坏死、牙冠折断和龋坏）已不再是选择全冠修复的必要理由。不过，只要适应证选择得当，并采用保守的预备理念，长期成功率还是很高的。与单冠相比，全瓷固定桥强度及性能似乎不如烤瓷金属冠（PFM）出色。然而，治疗过程中所有步骤的操作细节与水平对于长期成功至关重要。因此，包括综述在内的长期研究可能无法反映传统全冠和固定桥修复的真实效果。

玻璃陶瓷贴面的临床表现似乎略优于长石质瓷贴面，这表明强度越高的材料临床表现越好。生产商也在尝试使用氧化锆等强度更高的材料制作贴面。不过，由于既没有长期结果，也没有充分的临床经验，这些材料目前应被视为试验性的。

如今，使用**复合树脂材料进行直接修复**是一种不可或缺且极具吸引力的非破坏性牙齿修复方法。其成熟的基本技术已被广泛应用，并得到了很好的效果。树脂粘接材料的类型和操作流程、操作特性、固化技术和操作人员的技能等众多因素对最终结果都有重要影响。因此，最近的一项系统性文献综述显示，尽管有些数据达到了与贴面相同的水平，但结果却很不确定。考虑到重新修复的方式比较简单，如果有适当的适应证，直接树脂充填修复不会再被认为比瓷贴面差。

同时，**单牙种植**是另一种缺失牙必不可少的修复方法。种植学可能是口腔医学中文献记载最详尽的领域之一。然而，最重要的是，从长远来看，其美观问题仍然是美学领域的一大挑战。由于种植体无生物活性，它不能像天然牙那样适应不断变化的咬合功能和生物条件。

随着时间的推移，这可能会导致众所周知的种植体邻接变松、咬合空开或咬合变高的现象。当前牙向下移动的同时，也会向前或向后移动。这可以理解为口颌系统对不断变化的功能和生理条件的终身适应机制，也可以说是不断地适应和重塑。

此外，还可以观察到近中接触点的丧失。这种情况不仅会发生在年轻患者身上，而且会伴随患者的一生。因此，就算将年轻患者的种植体推迟到成年后骨骼发育完成时再植入，也可能无法彻底解决这一问题。

哪些情况下以及在多大程度上会发生这些变化是难以预测的，这些问题也正在进行讨论中。

当然，在所有这些前牙种植病例中都应该考虑使用牙齿矫正保持器。在可行的情况下，舌侧终身金属丝固定保持器是首选的保持装置。

如果缺牙间隙的邻牙上现有的大型修复体（如全冠）正好需要更换，那么用天然牙支撑的修复体来填补缺牙间隙比种植可能更有意义。

以下**两个病例**以实例说明了临床医生在为患者寻找可持续的解决方案时所面临的困境，即口腔结构可能需要经过20多年（每个病例都是如此）的终身适应和重塑。

病例1-1显示的是一位右侧中切牙缺失的患者。这颗牙齿在30年前被替换。当时患者22岁，进行了种植体支持的全瓷牙冠修复。种植体类型是软组织水平种植体，带有颊侧改良肩台（扇贝形）和粘接玻璃陶瓷牙冠。左侧中切牙用玻璃陶瓷贴面修复，以重建断裂较深的切缘形态。

病例1-2展示了一位患者的左侧中切牙无法保留需要修复的情况。患者的残根被拔除，然后使用异种骨粉（Bio-Oss；盖氏公司，沃胡森，瑞士）和软组织移植进行了牙槽嵴增高手术。最后，在患者20岁时，为其安装了带有舌侧微量预备的三单位（双端）金属烤瓷粘接桥。25年后，因牙槽骨及上下颌骨的生长与重塑，导致了轻微的开𬌗。

与缺牙区的修复体相比，这两个病例都是天然牙及其牙槽骨随着时间的推移而向冠方和稍向前移动的很好例子。这两个区域都没有牙周结构，本身是稳定的。然而，无论是种植部位还是增高的牙槽嵴都无法适应邻近结构的重塑。邻牙颈部的被动萌出可以在美学上部分补偿其主动萌出引起的牙龈缘向冠方移动。这提醒着我们，随着时间的推移保留有重新再治疗的可能性是非常重要的。

病例1-1

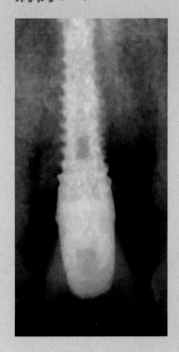

图1-1a　初始情况的X线片。种植体支撑的玻璃陶瓷全冠替代右侧中切牙。

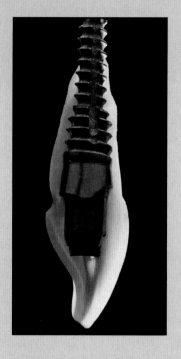

图1-1b　带有颊侧改良肩台的软组织水平种植体。

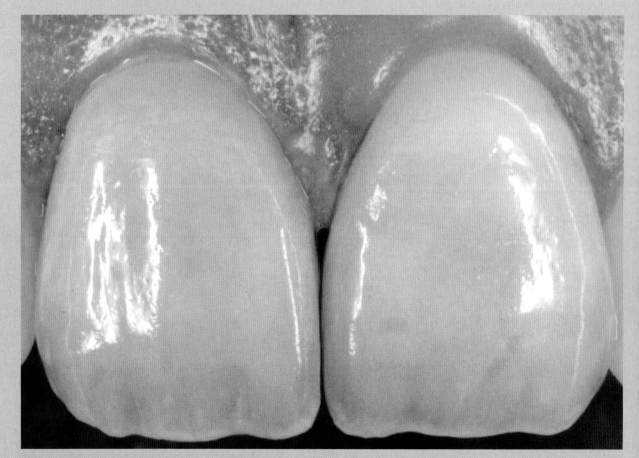

图1-1c　初始临床情况。右侧中切牙上有种植体支持的全瓷冠，左侧中切牙上有玻璃陶瓷贴面。

第1章　一些常规性考量因素

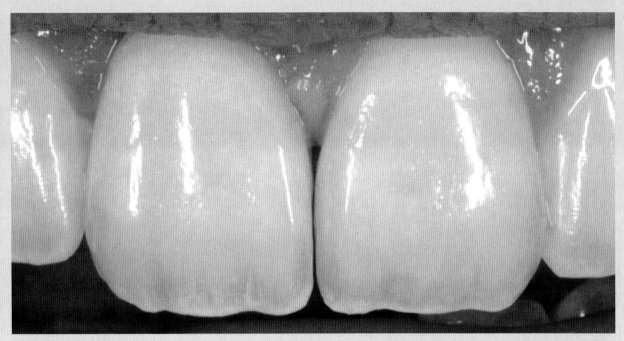

图1-1d 形态重建后的初始临床情况：微笑照。口腔技师：Arnold Wohlwend。

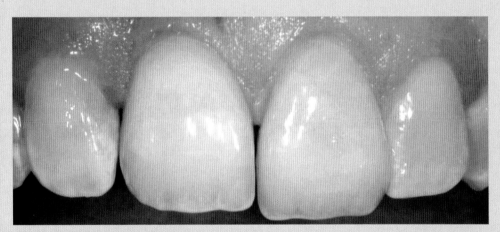

图1-1e 临床情况：植入种植体30年后的右侧中切牙。

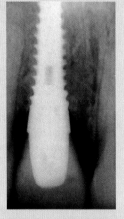

图1-1f 植入种植体30年后的X线片。

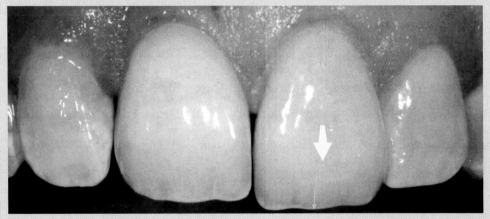

图1-1g 左侧中切牙主动萌出（蓝色箭头），轻微前突（黄色箭头）和被动萌出（绿色箭头）。

病例1-2

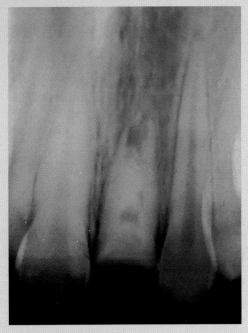

图1-2a　初始情况的X线片。显示左侧中切牙无法保留的残根。

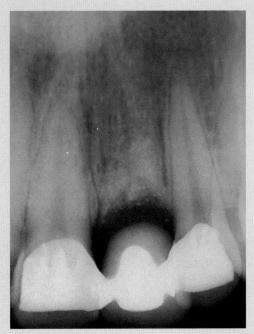

图1-2b　用三单位烤瓷金属冠（PFM）固定桥替代左侧中切牙，并在之前进行了牙槽嵴增量和形态重建的X线片。牙周手术：Marco Imoberdorf医生。

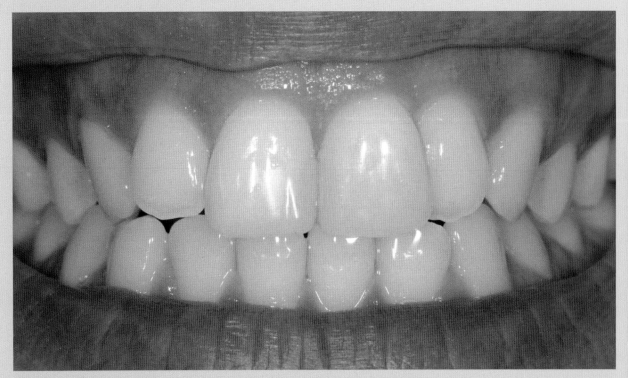

图1-2c　25年前修复后的照片。进行了牙槽嵴增高和形态重建，用三单位金属烤瓷固定桥替代左侧中切牙，在右侧中切牙近中邻面与切端进行复合树脂材料充填。口腔技师：Walter Gebhard。

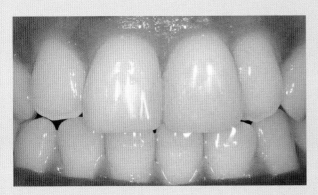

图1-2d 初始临床结果。

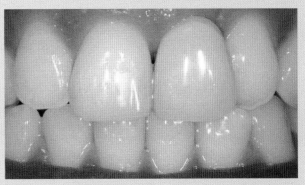

图1-2e 10年后的临床效果。近中邻面部位的树脂充填物略有磨耗，见少许间隙。

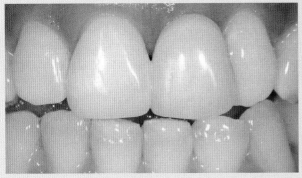

图1-2f 25年后的临床效果。右侧中切牙近中邻面与切端进行了复合树脂材料的重新堆塑。

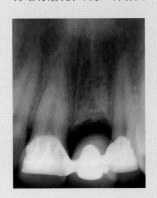

图1-2g 使用牛骨骨粉材料进行牙槽嵴保存25年后的X线片。

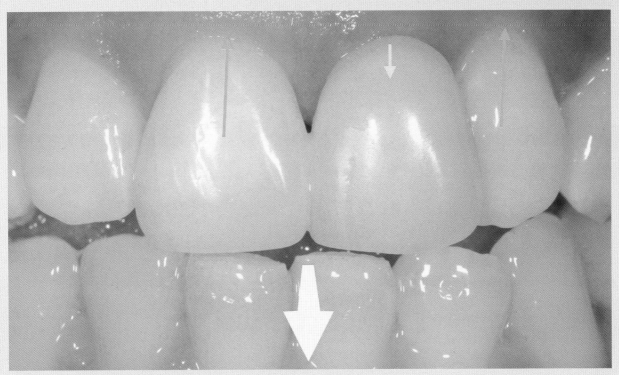

图1-2h 25年后的临床结果。轻微的主动萌出（蓝色箭头）和被动萌出（绿色箭头），由于上下颌骨的生长和重塑（黄色箭头），导致前牙出现部分开骀。

推荐阅读

[1] Baratieri LN, Monteiro S Jr, de Melo TS (eds). Routes for Excellence in Restorative Dentistry. Mastery for Beginners and Experts, ed 1. Berlin: Quintessence Publishing, 2017.

[2] Barrack G. Recent advances in etched cast restorations. J Prosthet Dent 1984;52:619–626.

[3] Barrack G, Bretz WA. A long-term prospective study of the etched-cast restoration. Int J Prosthodont 1993;6:428–434.

[4] Belser UC, Magne P, Magne M. Ceramic laminate veneers: continuous evolution of indications. J Esthet Restorative Dent 1997;9:197–207.

[5] Bolton W. Disharmony in tooth size and its relation to the analysis and treatment of malocclusion. Angle Orthod 1958;28:113–139.

[6] Burkard H. Esthetics with Resin Composite – Basics and Techniques, ed 1. Berlin: Quintessence Publishing, 2009.

[7] Buser D, Chappuis V, Bornstein MM, Wittneben JG, Frei M, Belser UC. Long-term stability of contour augmentation with early implant placement following single tooth extraction in the esthetic zone: a prospective, cross-sectional study in 41 patients with a 5- to 9-year follow-up. J Periodontol 2013;84:1517–1527.

[8] Cocchetto R. Essay IV: Ongoing alveolar growth, continuous tooth eruption, and implants. Int J Esthet Dent 2020;15(suppl 1):S88–S97.

[9] Daftary F, Mahallati R, Bahat O, Sullivan RM. Lifelong craniofacial growth and the implications for osseointegrated implants. Int J Oral Maxillofac Implants 2013;28:163–169.

[10] Demarco FF, Collares K, Correa MB, Cenci MS, Moraes RR, Opdam NJ. Should my composite restorations last forever? Why are they failing? Braz Oral Res 2017;31(suppl 1):e56. doi:10.1590/1807-3107BOR-2017.vol31.0056.

[11] Devoto W, Saracinelli M, Manauta J. Composite in everyday practice: how to choose the right material and simplify application techniques in the anterior teeth. Eur J Esthet Dent 2010;5:102–124.

[12] Dietschi D, Shahidi C, Krejci I. Clinical performance of direct anterior composite restorations: a systematic literature review and critical appraisal. Int J Esthet Dent 2019;14:252–270.

[13] Fradeani M, Redemagni M, Corrado M. Porcelain laminate veneers: 6- to 12-year clinical evaluation – a retrospective study. Int J Periodontics Restorative Dent 2005;25:9–17.

[14] Goldstein RE. Diagnostic dilemma: to bond, laminate, or crown? Int J Periodontics Restorative Dent 1987;7:8–29.

[15] Gürel G. The Science and Art of Porcelain Laminate Veneers, ed 1. Berlin: Quintessence Publishing, 2003.

[16] Kern M. Clinical long-term survival of two-retainer and single-retainer all-ceramic resin-bonded fixed partial dentures. Quintessence Int 2005;36:141–147.

[17] Kern M. Resin-Bonded Fixed Dental Prostheses Minimally invasive – esthetic – reliable, ed 1. Berlin: Quintessence Publishing, 2018.

[18] Kern M, Passia N, Sasse M, Yazigi C. Ten-year outcome of zirconia ceramic cantilever resin-bonded fixed dental prostheses and the influence of the reasons for missing incisors. J Dent 2017;65:51–55.

[19] Kokich VO Jr, Kinzer GA. Managing congenitally missing lateral incisors. Part I: Canine substitution. J Esthet Restor Dent 2005;17:5–10.

[20] Magne P, Belser UC. Bonded Porcelain Restorations in the Anterior Dentition: A Biomimetic Approach, ed 1. Berlin: Quintessence Publishing, 2002.

[21] Mahl D, Marinello CP, Sendi P. Markov models in dentistry: application to resin-bonded bridges and review of the literature. Expert Rev Pharmacoecon Outcomes Res 2012;12:623–629.

[22] Marinello CP. Adhesive reconstructions. Clinical and technical aspects, ed 3 [thesis]. Berlin: Quintessence, 1991.

[23] Marinello CP, Kerschbaum T, Heinenberg B, et al. First experiences with resin-bonded bridges and splints – a cross-sectional retrospective study, Part II. J Oral Rehabil 1988;15:223–235.

[24] Marinello CP, Schärer P. Single tooth replacement in young patients. The differential therapeutic considerations from the prosthetic viewpoint [in French, German]. Schweiz Monatsschr Zahnmed 1990;100:596–611.

[25] Morimoto S, Albanesi RB, Sesma N, Agra CM, Braga M. Main clinical outcomes of feldspathic porcelain and glass-ceramic laminate veneers: A systematic review and meta-analysis of survival and complication rates. Int J Prosthodont 2016;29:38–49.

[26] Mourshed B, Samran A, Alfagih A, Samran A, Abdulrab S, Kern M. Anterior cantilever resin-bonded fixed dental prostheses: A review of the literature. J Prosthodont 2018;27:266–275.

[27] Pjetursson BE, Sailer I, Makarov NA, Zwahlen M, Thoma DS. All-ceramic or metal-ceramic tooth-supported fixed dental prostheses (FDPs)? A systematic review of the survival and complication rates. Part II: Multiple-unit FDPs. Dent Mater 2015;31:624–639.

[28] Sailer I, Bonani T, Brodbeck U, Hämmerle CH. Retrospective clinical study of single-retainer

cantilever anterior and posterior glass-ceramic resin-bonded fixed dental prostheses at a mean follow-up of 6 years. Int J Prosthodont 2013;26:443–450.

[29] Sailer I, Hämmerle CH. Zirconia ceramic single-retainer resin-bonded fixed dental prostheses (RBFDPs) after 4 years of clinical service: a retrospective clinical and volumetric study. Int J Periodontics Restorative Dent 2014;34:333–343.

[30] Sailer I, Makarov NA, Thoma DS, Zwahlen M, Pjetursson BE. All-ceramic or metal-ceramic tooth-supported fixed dental prostheses (FDPs)? A systematic review of the survival and complication rates. Part I: Single crowns (SGs). Dent Mater 2015;31:603–623.

[31] Spear FM, Kokich VG, Mathews DP. Interdisciplinary management of anterior dental esthetics. J Am Dent Assoc 2006;137:160–169.

[32] Terry DA, Geller W. Esthetic and Restorative Dentistry: Material Selection and Technique, ed 3. Chicago: Quintessence Publishing, 2018.

[33] Touati B, Plissart-Vanackere A. Ceramic bonded veneers. Toward a minimal prosthesis [in French]. Real Clin 1990;1:51–66.

[34] Villarroel M, Fahl N, De Sousa AM, De Oliveira OB Jr. Direct esthetic restorations based on translucency and opacity of composite resins. J Esthet Restor Dent 2011;23:73–87.

[35] Walton TR. The up to 25-year survival and clinical performance of 2,340 high gold-based metal-ceramic single crowns. Int J Prosthodont 2013;26:151–160.

[36] Zitzmann NU, Özcan M, Scherrer SS, Bühler JM, Weiger R, Krastl G. Resin-bonded restorations: a strategy for managing anterior tooth loss in adolescence. J Prosthet Dent 2015;113:270–276.

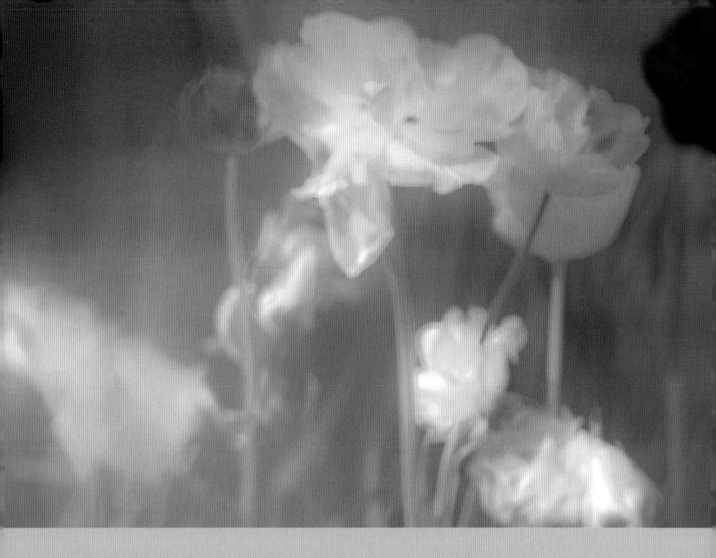

第2章

修复间隙空间的管理——多学科联合治疗方案

修复前是否需要进行牙齿矫正？

Restorative space management —
a multidisciplinary approach

Restorative or reconstructive corrections with or without
preceding orthodontic treatment?

现代治疗理念的目标必须包括较高的长期成功率、最小的破坏性和良好的再治疗潜力，同时将并发症的风险降至最低。第1章（一些常规性考量因素）中讨论的所有治疗方案都是如此，前提是要正确选择特定方案的适应证。第4章（病例介绍与一些技术运用的考量因素）将详细解释正确的适应证和病例选择。

正如前言中提到的，本书的重点是现有的常规修复及粘接修复方案；这里不讨论具体详细的牙齿矫正方案。

未进行牙齿矫正的修复或形态重建治疗

如果单靠牙齿矫正无法实现患者的目标，那么问题就来了，为了尽量简化整个治疗过程，仅靠修复和形态重建方案能否满足患者的需求呢？注意，这样做的前提是要有长期稳定的咬合关系。

如果能够以微创和便于再治疗的方式对牙齿直接进行修复或形态重建治疗，就可以将牙齿矫正治疗后牙弓、牙齿位置不稳定和复发的风险降到最低，这是一个很有吸引力的治疗方案选择。此外，它还能最大限度地减少终生不可避免的牙槽骨和颌骨变化带来的影响。

从牙周和口腔预防的角度来看，只要牙根处于有利位置，这种直接进行修复与形态重建的治疗方案是可以接受的。所谓有利的牙根位置是指龈缘水平是正确的，并且与邻牙一致。此外，在美学上也不应该通过修复手段（大量磨除牙体组织，并使用瓷贴面和全冠）使牙冠凸度内收。牙齿严重拥挤的情况显然不适合直接进行修复。最重要的是，如果牙齿呈圆锥形或略微向舌侧倾斜，那么微创粘接修复方案就很有吸引力。

单独进行牙齿矫正就能完全避免修复或形态重建治疗吗

第一次看到这个标题的时候，是非常诱人的，因为无论是牙齿缺失或者牙齿过小导致的间隙，人们都很想避免任何修复或形态重建性治疗来关闭它。如果对现有牙齿的功能和美学分析允许的话，这是比较可取的选择。没有证据表明，在上颌侧切牙缺失的情况下，对比关闭间隙与推开间隙，会导致颞下颌关节吸收、破坏和咬合紊乱的相关问题发生率增加。然而，在某些情况下，这种单纯的治疗方法可能会导致美观上不太令人满意的结果。

还必须考虑到的是，单独进行牙齿矫正的理念只能关闭牙缝，而不考虑适合于调整牙弓、面部与牙齿正确的尺寸及比例关系，可能会导致日后患者想要改善牙齿的美观时，无法解决的美学问题。由于最初的牙齿较小，牙齿矫正关闭缝隙后可用的空间非常有限，因此改善牙齿形状的大小、位置和轴向都受到了限制。

治疗方案规划的一些基本规则

以下4条规则可作为一般准则适用于所有情况：

（1）始终按照所有牙齿的理想形状和位置进行设计与规划。

（2）用牙齿矫正手段解决错𬌗畸形问题。

（3）用修复手段解决形态重建问题。

（4）始终涵盖个性化的、高效的口腔卫生维护。

对**规则1~规则3**的临床解释是，由于任何情况下都会有不同的解决方法，因此首先要制订一个完善的、全面的治疗方案，以达到最佳的美观和功能，然后再根据患者的个人情况将方案调整到最佳，同时还要考虑到患者的短期和长期经济代价以及整体效果的可持续性。

规则4是所有口腔治疗的起点。如果患者在合格的口腔卫生士的协助下都没有能力保持高水平的口腔卫生，我们的治疗目标将无法实现，任何治疗都不会获得持久的成功。

读者在阅读本书中的临床病例时会发现，患者口腔卫生水平总是在不断提高，这对牙周健康和牙冠外观有很大影响，从而让我们在良好的口腔环境中可以完成所有临床的精细操作。例如，发炎或出血的牙龈组织总是会妨碍在牙颈部完美地进行精细预备、制取印模和粘接。此外，修复体最关键的边缘维护工作也会受到影响或无法进行。

这再次说明了团队精神的有效运用，它将患者、口腔医生、口腔卫生士和口腔技师整合成一个志同道合的团体。

推荐阅读

[1] Cocchetto R. Essay IV: Ongoing alveolar growth, continuous tooth eruption, and implants. Int J Esthet Dent 2020;15(suppl 1):S88–S97.

[2] Cocconi R. Essay II: Space closure vs space preservation as it relates to craniofacial classification. Int J Esthet Dent 2020;15(suppl 1):S32–S45.

[3] Marchi LM1, Pini NI, Hayacibara RM, Silva RS, Pascotto RC. Congenitally missing maxillary lateral incisors: functional and periodontal aspects in patients treated with implants or space closure and tooth re-contouring. Open Dent J 2012;6:248–254.

[4] Nordquist GC, McNeill RW. Orthodontic vs. restorative treatment of the congenitally absent lateral incisor – long term periodontal and occlusal evaluation. J Periodontol 1975;46:139–143.

[5] Robertsson S, Mohlin B. The congenitally missing lateral incisor. A retrospective study of orthodontic space closure versus restorative treatment. Eur J Orthod 2000;22:697–710.

[6] Rosa M. Essay I: Orthodontic edentulous space closure in all malocclusions. Int J Esthet Dent 2020;15(suppl 1):S14–S31.

[7] Senty EL. The maxillary cuspid and missing lateral incisors: esthetics and occlusion. Angle Orthod 1976;46:365–371.

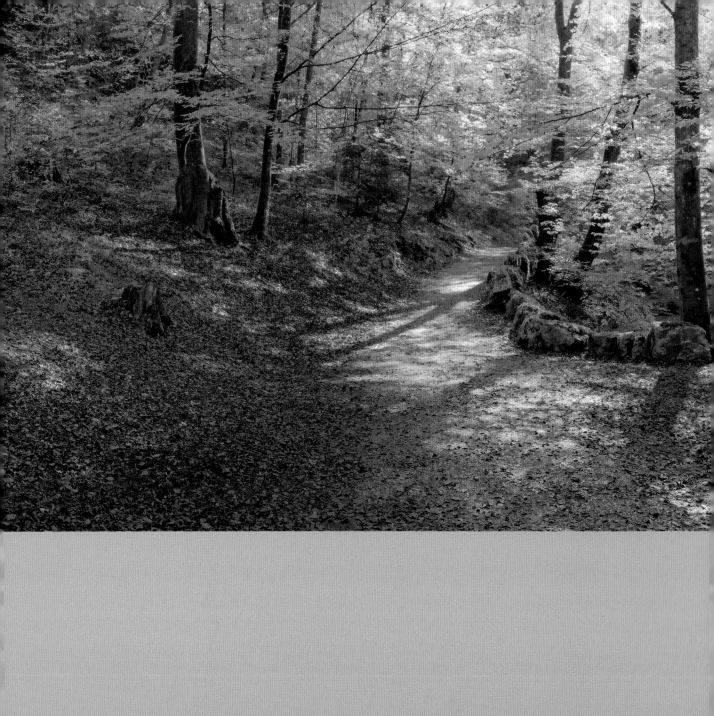

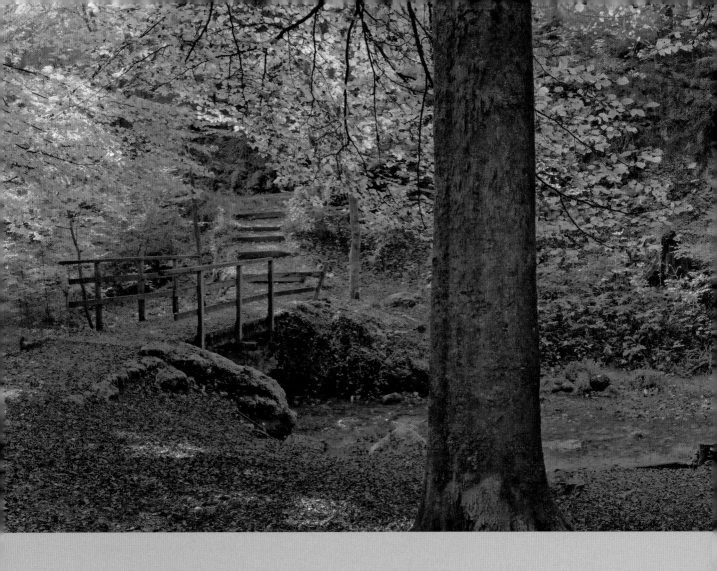

第3章

修复与形态重建方案
Restorative and reconstructive options

治疗前牙间隙的5种修复和形态重建方案可归纳如下（包含单一方案或多学科联合方案，以及有无牙齿矫正治疗）：

（1）缺失牙的小间隙替代和关闭：通过牙齿矫正、复合树脂直接充填、局部贴面或瓷贴面，将其修复成合适的形态。

（2）缺失牙导致的大间隙或更换无法保留的牙齿：全瓷粘接桥、全冠固定桥（包括桥体区域的组织塑形）和种植修复。

（3）用复合树脂直接充填、局部贴面或瓷贴面对分散的小间隙进行形态修复。

（4）使用复合树脂、局部贴面、瓷贴面、全瓷粘接桥、全冠固定桥或种植体进行缺牙区间隙修复。

（5）在不进行牙齿矫正的情况下，通过充填或者修复体形态重建进行间隙修补。

上述方案中提及的形态重建工具，应考虑以下各小节概述的方法。

粘接修复

复合树脂或瓷贴面具有良好的长期效果。复合树脂最好用于未成年患者或充填调整部分临床牙冠，如果需要改变整个临床牙冠的形状或尺寸，则最好使用瓷贴面。首选瓷贴面的情况包括用侧切牙代替缺失的中切牙，或者需要改变颜色——仅靠外漂白无法实现的情况（例如，用尖牙代替侧切牙）。

缺失牙粘接桥修复

在单颗前牙缺失的情况下，可以使用全瓷粘接桥。而单端粘接桥（两单位）的修复理念被广泛认为是最有前途的解决方案。

氧化锆或玻璃陶瓷材料都有很好的表现。

如果计划使用双端（三单位）粘接桥来保持邻牙的位置或提高承载能力，则应考虑使用具有微量预备固位型的传统金属基底材料，因为在这种情况下全瓷材料的长期效果并不理想。此外，如果需要修复的缺失牙齿不止一颗，金属材料仍然是首选。非贵金属或贵金属合金都可以用作桥架支撑材料。

全冠固定桥

既可以考虑传统的烤瓷金属冠（PFM）形态重建；也可以考虑使用高强度的全瓷材料；还可以考虑使用唇侧有薄的饰面瓷进行颜色与形态重建的氧化锆或二硅酸锂玻璃陶瓷（仅限于桥体连接处有足够强度和厚度的三单位牙桥）。

种植修复

如果单牙间隙宽度大于7mm，并且不考虑使用全冠固定桥，则应考虑种植修复，以增加修复后用于可承担咬合的基牙数量。此外，在修复上颌缺失前牙时，如果缺乏咬合空间，无法使用粘接桥，种植也非常适用。

推荐阅读

[1] Fradeani M. Esthetic Rehabilitation in Fixed Prosthodontics Volume1: Esthetic Analysis: A Systematic Approach to Prosthetic Treatment, ed 1. Italy: Quintessence Publishing, 2004.

[2] Fradeani M, Barducci G. Esthetic Rehabilitation in Fixed Prosthodontics Volume 2: Prosthetic Treatment: A Systematic Approach to Esthetic, Biologic, and Functional Integration, ed 1. Italy: Quintessence Publishing, 2008.

[3] Marinello CP, Meyenberg KH, Zitzmann N, Lüthy H, Soom U, Imoberdorf M. Single-tooth replacement: some clinical aspects. J Esthet Dent 1997;9: 169–178.

[4] Meyenberg K. Essay III: Adhesive restorative options for restorative space management in the anterior zone with or without orthodontic pretreatment: some clinical considerations and case presentations. Int J Esthet Dent 2020;15(suppl 1): S68–S87.

[5] Meyenberg KH, Imoberdorf MJ. The aesthetic challenges of single tooth replacement: a comparison of treatment alternatives. Pract Periodontics Aesthet Dent 1997;9:727–735.

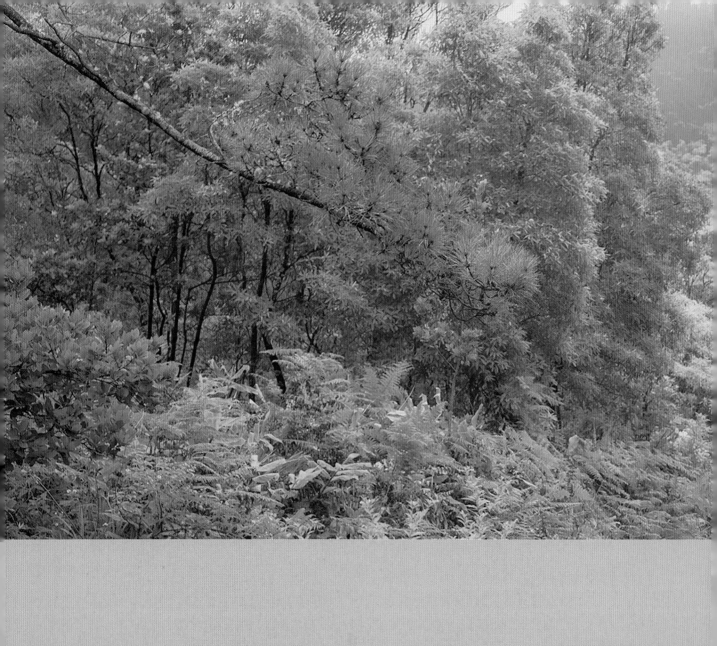

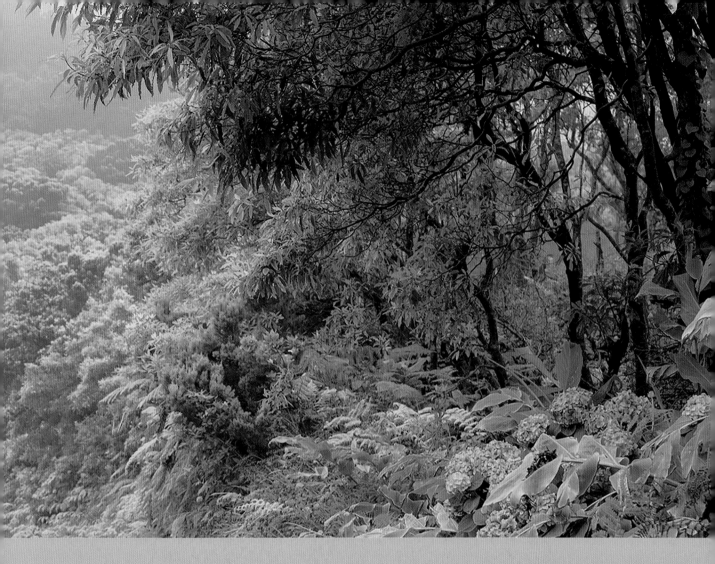

第4章

病例介绍与一些技术运用的考量因素

Case presentations and
some technical considerations

本章介绍了多个病例，以强调其中包含的知识理念和注意事项，并提供一些与重要技术细节有关的文献证据。

显而易见，作为医生，我们需要找到临床工作中相关问题的答案，同时也需要接受这样的事实：为一个病例制订治疗计划时，并不能找到所有问题的满意答案。

如果我们不了解患者的生理潜能和局限性，就不可能做出正确的治疗方案规划。为了确定治疗方案的框架，需要收集有关病例的所有必要信息，包括照片、模型和临床/放射线检查结果。最后，患者需要确认接受适当的治疗方案。

主要的考虑因素是采用循序渐进的方法。这意味着，患者年龄越小，再次治疗的可能性就越大；所以微创理念更适合这些患者。因此，对于未成年和已成年的年轻患者来说，树脂直接充填修复技术是首选。而对于中老年患者来说，牙体组织的退化和疲劳可以通过破坏性稍高的间接技术（例如，瓷贴面或者部分全瓷冠）得到更好的远期效果。此外，对中老年患者来说，外漂白可能已不再能有效改善牙齿颜色过深的问题。

本章介绍的所有病例方案都是患者与口腔医生共同制订的，目的是为每个人找到以患者为中心的最佳解决方案。本章从笔者日常工作的数百个病例中精选了部分病例，所选病例以最佳方式诠释了不同的治疗理念。

对所有治疗病例进行详细的记录至关重要，包括其中必要的治疗步骤以及通过照片和X线片对治疗结果进行跟踪。这些文档资料能让临床医生充满信心，从自己的治疗技能和理念中选择所有可用的方案，并进一步提升自己的能力和技术，以达到最佳效果。此外，照片也是不可或缺的，它可以帮助患者了解问题和治疗方案，并配合工作流程来完成治疗。

要实现最佳和高效的摄影记录，正确的工具和技术是必不可少的。对于记录临床工作流程或特写照片，口腔内的拍摄系统非常方便，只需花费有限的时间和精力。对于微笑分析、初始和最终照片以及所有要求最高质量的照片，单反照相机是最佳选择。

根据情况，使用了以下系统：

■ 口腔内拍摄

- Carestream CS 1500（Carestream Dental，美国亚特兰大）。

■ 使用单镜头反光照相机进行临床摄影

- Fuji S5 Pro（富士公司，日本东京）。
- Sigma SD1 Merrill（适马公司，日本神奈川县）。
- Nikon D800和D810（尼康公司，日本东京）。

■ 镜头

- Nikon Micro-Nikkor 105mm f/2.8G IF-ED（尼康公司）。
- Sigma Makro 105mm f/2.8 EX DG OS HSM（适马公司）。

■ 闪光灯系统

- Sigma EM 140 DG（适马公司）。

■ 自然摄影

- Leica S3系统，S镜头70mm和120mmTS（徕卡公司，德国韦茨拉尔）。

推荐阅读

[1]　Bengel W. Mastering Dental Photography, ed 1. Berlin: Quintessence Publishing, 2006.

[2]　Feraru, M, Bichacho N. Dental Visualization: A Practical Approach to Digital Photography and Workflow, ed 1. Berlin: Quintessence Publishing, 2018.

[3]　Magne P, Belser UC. Bonded Porcelain Restorations in the Anterior Dentition: A Biomimetic Approach, ed 2. Berlin: Quintessence Publishing, 2022.

[4]　Romano R (ed). The Art of Detailing: The Philosophy Behind Excellence, ed 1. Berlin: Quintessence Publishing, 2013.

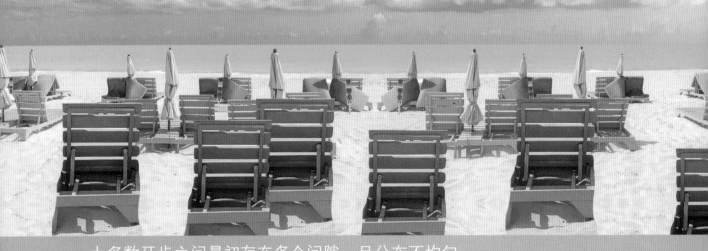

大多数牙齿之间最初存在多个间隙，且分布不均匀。

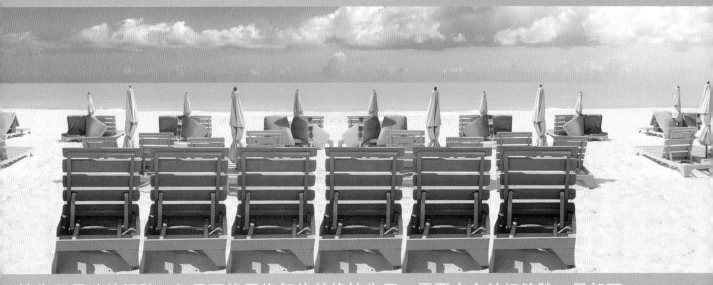

缺失牙导致的间隙，如果不能用修复体替换缺失牙，需要完全关闭缝隙，局部可能需要做一些小的形态纠正。这意味着不需要通过牙桥或种植体来替代间隙；然而，出于美观的考虑，大多数情况下相关牙齿需要用复合树脂材料直接充填、贴面或牙冠修复成正常形态。

4.1

关闭间隙与牙齿修复
Gap closure and substitution of missing teeth

第一个起始位置：无须修复干预

病例4-1：上颌左侧尖牙通过牙齿矫正移动到缺失的左侧侧切牙位置上。左侧尖牙相当小，颜色与其他切牙差别不大，这是该方案的良好适应证。随后，对所有牙齿进行了外部漂白，漂白的重点是左侧尖牙。在这种情况下，尖牙的正确矫正定位至关重要：充分的挤压和轻微的牙颈部内凹是实现理想牙龈形态的必要条件。

第二个起始位置：上颌尖牙转变为侧切牙

病例4-2：上颌的两颗尖牙都被矫正到了因牙列不齐而错位的侧切牙位置上。由于尖牙相当小，而且其颜色与中切牙外漂白后的颜色差别不大（这是采用这种方法的良好指征），因此在这种情况下只需要磨短切缘，并用复合树脂材料直接充填进行少量的外形调整。在这种情况下，对尖牙进行正确的牙齿矫正定位是非常重要的，牙龈要充分挤压以达到理想的形态结构。

病例4-3：缺失侧切牙位置的尖牙颜色比其他前牙深很多，对外部漂白效果不佳。因此，只需进行少量的预备工作，就可以粘接两片薄的长石质瓷贴面，以补偿尖牙的形状和颜色。缺失的下颌中切牙由一个四单位的固定桥代替，采用的是烤瓷金属冠（PFM）材料。

第三个起始位置：上颌侧切牙变为中切牙

病例4-4：患者年幼时因意外导致两颗上颌中切牙掉落。通过将剩余的前牙移向中线来关闭间隙。由于患者是安氏Ⅱ类咬合，颊侧区域缺乏空间，因此这是一个很好的解决方案。如果所有牙齿都在，上颌就必须拔掉两颗前磨牙。在中切牙位置上的两颗侧切牙首先用复合树脂进行了修复。在后来的治疗阶段，也就是患者20岁左右时，同样的牙齿用全瓷部分冠修复成中切牙，尖牙则使用复合树脂直接充填修复成侧切牙。

病例4-5：48年前，患者10岁时因意外事故导致两颗上颌中切牙缺失。当时，在缺失的两颗中切牙的位置镶上了两颗上颌侧切牙，从而填补了间隙。随后，这两颗侧切牙被修复成中切牙。20年之后，患者来我院就诊，我们制作了两个全瓷牙冠，以改善这两颗中切牙的美观效果，并采用复合树脂直接充填技术修复了位于侧切牙位置的尖牙。又过了15年（第二阶段治疗结束后），患者希望在自己笑的时候，牙齿在色泽和形状方面都更美观。对下前牙进行了外漂白的治疗。

在上颌，暴露的颊侧颈部根面通过软组织膜龈手术覆盖。很明显，由于颌间关系在早期生长阶段趋向于骨性Ⅲ类，因此缺乏颊侧颈部的软组织覆盖。在牙齿矫正阶段和牙齿矫正之后，4颗前牙的牙槽骨会发生变化。这提醒我们，在这种情况下，骨骼生长类型是限制因素，如果要避免日后进行更复杂的形态重建修复，就应该在一开始考虑是否关闭中央间隙。

随后，在不改变最初准备工作的情况下，将现有的两个中间牙冠（替换中切牙的侧切牙）拆除并换上新的牙冠（内冠：Lava Plus；3M ESPE公司，塞费尔德，德国；唇侧饰面瓷：Creation ZI-CT；Creation Willi Geller

International公司，迈宁根，奥地利）。

其余的前牙，包括两侧的两颗前磨牙，则通过长石质瓷贴面（Creation CC；Creation Willi Geller International公司）调整形态。这样就可以通过将相邻牙齿的位置稍微移向改造后的尖牙，在侧切牙的位置制作两颗看起来较小的尖牙。

这个病例很好地说明了在过去近50年的时间里，对之前修复的这些牙齿进行重新处理的必要性和可能性。

推荐阅读

[1] Demarco FF, Collares K, Correa MB, Cenci MS, Moraes RR, Opdam NJ. Should my composite restorations last forever? Why are they failing? Braz Oral Res 2017;31(suppl 1):e56. doi:10.1590/1807-3107BOR-2017.vol31.0056.

[2] Devoto W, Saracinelli M, Manauta J. Composite in everyday practice: how to choose the right material and simplify application techniques in the anterior teeth. Eur J Esthet Dent 2010;5:102–124.

[3] Dietschi D, Shahidi C, Krejci I. Clinical performance of direct anterior composite restorations: a systematic literature review and critical appraisal. Int J Esthet Dent 2019;14:252–270.

[4] Kokich VO Jr, Kinzer GA. Managing congenitally missing lateral incisors. Part I: Canine substitution. J Esthet Restor Dent 2005;17:5–10.

[5] Terry D, Geller W. Esthetic and Restorative Dentistry: Material Selection and Technique, ed 3. Chicago: Quintessence Publishing, 2018.

病例4-1

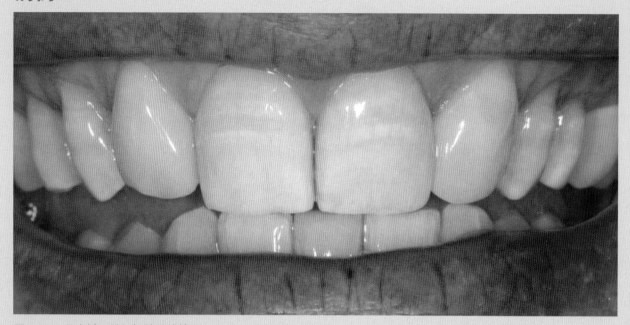

图4-1a 牙齿矫正关闭间隙后的情况。上颌左侧尖牙通过牙齿矫正，被放置在缺失的左侧侧切牙的位置上。

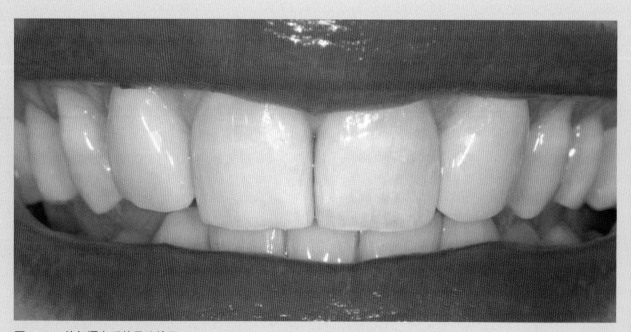

图4-1b 外部漂白后的最终效果。

第4章 病例介绍与一些技术运用的考量因素

病例4-2

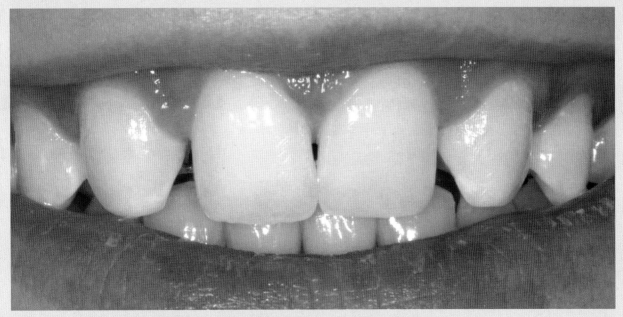

图4-2a　牙齿矫正治疗后的初始情况。两颗上颌侧切牙缺失，牙齿矫正后关闭间隙。

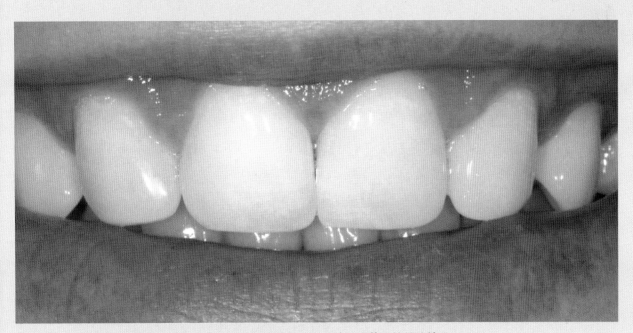

图4-2b　上颌两颗尖牙在侧切牙的位置上进行切缘缩短和少量外形调整后的最终情况。

病例4-3

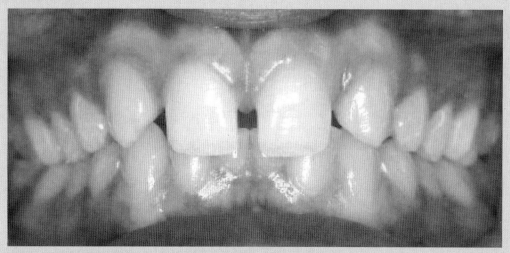

图4-3a 初始情况。两颗上颌侧切牙和两颗下颌中切牙缺失。

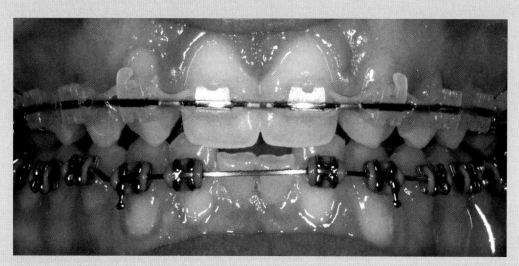

图4-3b 牙齿矫正治疗：关闭间隙。

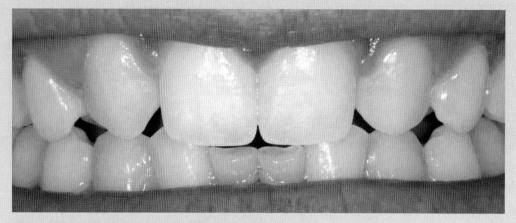

图4-3c 完成牙齿矫正治疗后的临床情况。牙齿矫正：Marco Tribo医生。

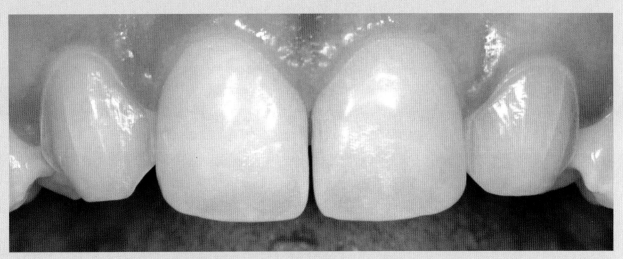

图4-3d　对上颌尖牙进行陶瓷贴面的微制备。

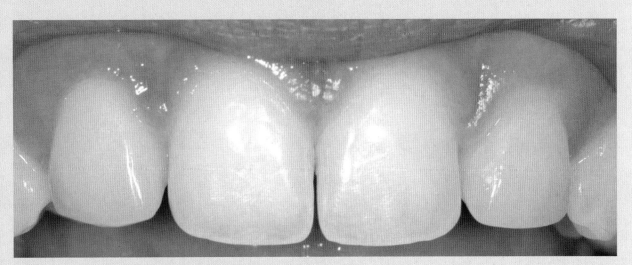

图4-3e　用陶瓷贴面将上颌尖牙修复为侧切牙。

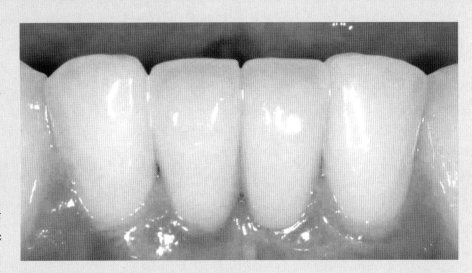

图4-3f　烤瓷金属冠（PFM）固定桥替代两颗缺失的下颌中切牙。口腔技师：Nic Pietrobon和Reto Michel。

病例4-4

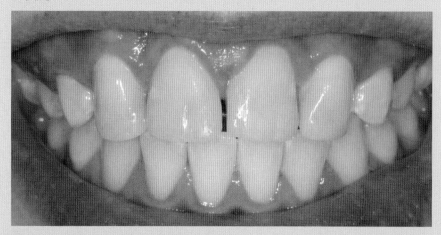

图4-4a 两颗上颌侧切牙代替两颗缺失的上颌中切牙。牙齿矫正：René Kubala 医生。

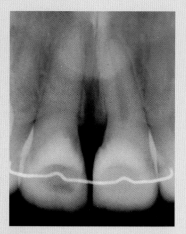

图4-4b 两颗中央上颌侧切牙的X线片。

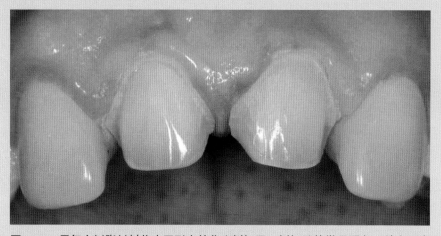

图4-4c 用复合树脂材料将尖牙形态转化为侧切牙。侧切牙的微量预备，并在近中邻面使用复合树脂材料充填至龈沟内，进行龈壁提升。

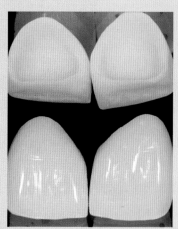

图4-4d 中央侧切牙的部分贴面牙冠。

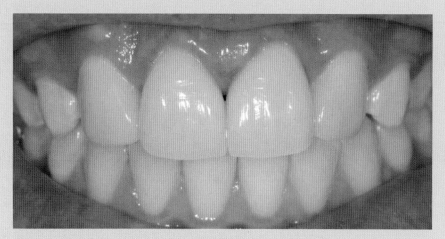

图4-4e 最终效果。中央侧切牙的部分贴面冠就位。口腔技师：Walter Gebhard.

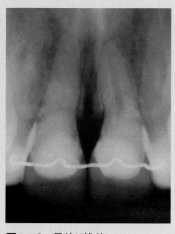

图4-4f 最终X线片。

病例4-5

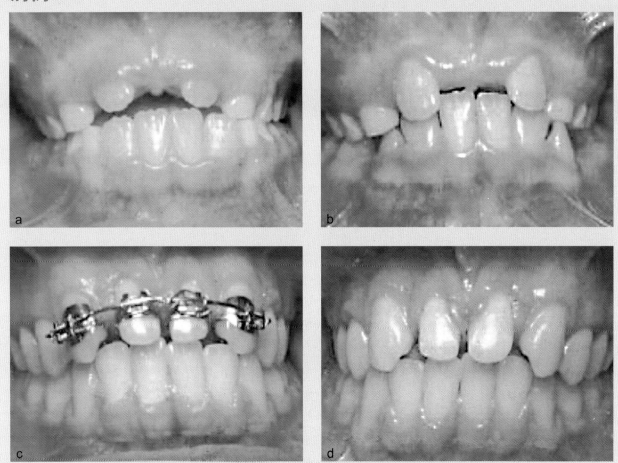

图4-5a~d 年轻的患者（当时10岁）在48年前失去了两颗中切牙。当时进行了牙齿矫正关闭间隙。

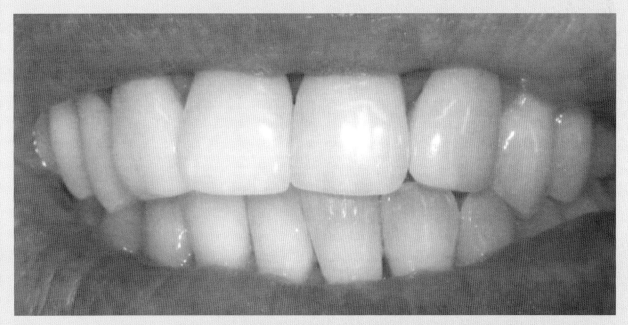

图4-5e 20年后，在两颗居中的侧切牙上制作了两个全瓷牙冠。位于侧切牙位置的尖牙用复合树脂直接充填改形。

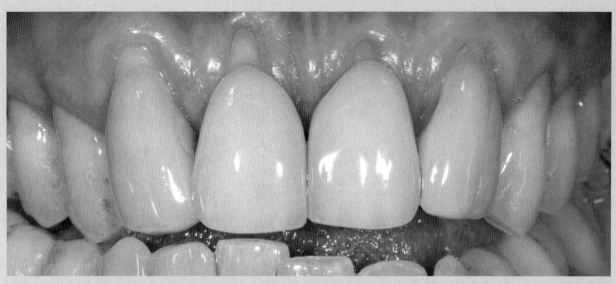

图4-5f 15年后，患者的上颌前牙出现明显的牙龈退缩。

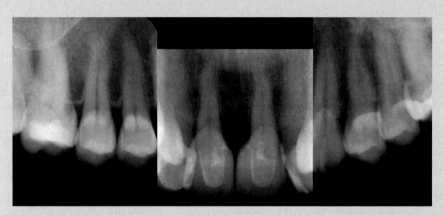

图4-5g 15年后的X线片。

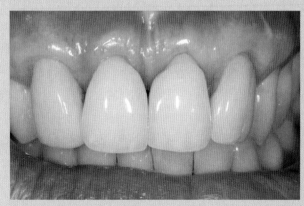

图4-5h 软组织根面覆盖后的临床情况。牙周膜龈手术：Marco Imoberdorf医生。

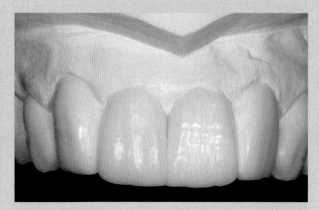

图4-5i 蜡型诊断，评估必要的形状修改。

第4章 病例介绍与一些技术运用的考量因素

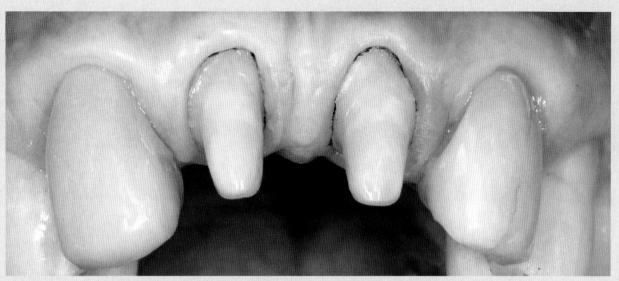

图4-5j 确定修复方案后，拆除两个现有牙冠。注意牙颈部直径非常细小。

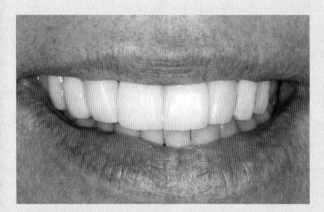

图4-5k 临时修复体：第一版。

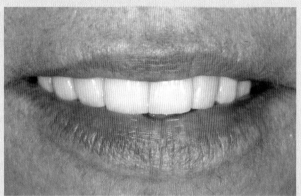

图4-5l 临时修复体：第二版，稍短。

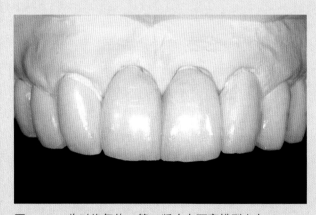

图4-5m 临时修复体：第二版（在石膏模型上）。

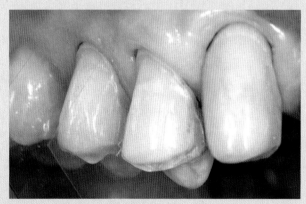

图4-5n 贴面预备：右侧前磨牙和尖牙。

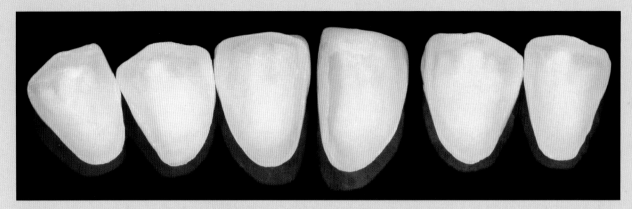

图4-5o 长石质瓷贴面：内部（前磨牙和尖牙）。

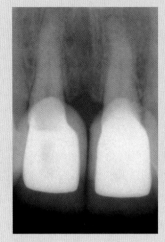

图4-5p 两个中央侧切牙牙冠的X线片。

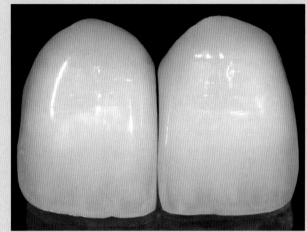

图4-5q 中央侧切牙的两个牙冠：氧化锆内冠与唇侧饰面瓷，具有突出的颈部凸度，以补偿较小的颈部直径。

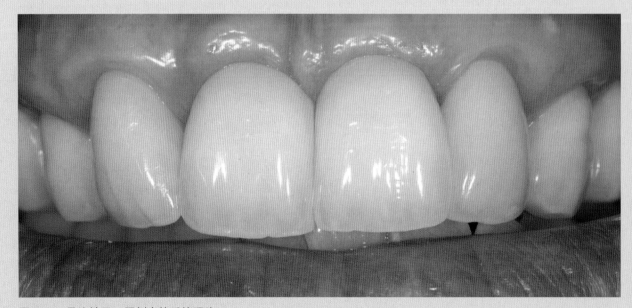

图4-5r 最终结果：唇侧牵拉后的照片。

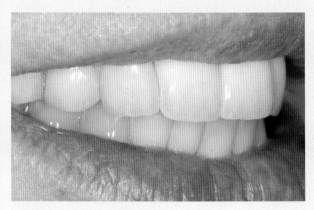

图4-5s　最终结果：右侧。

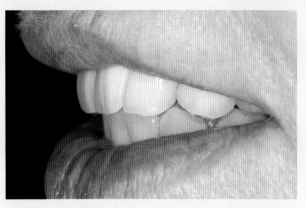

图4-5t　最终结果：左侧。

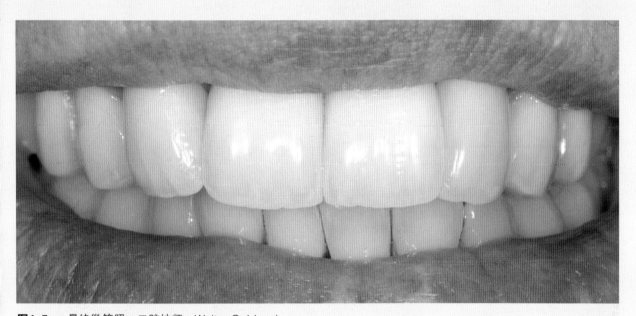

图4-5u　最终微笑照。口腔技师：Walter Gebhard。

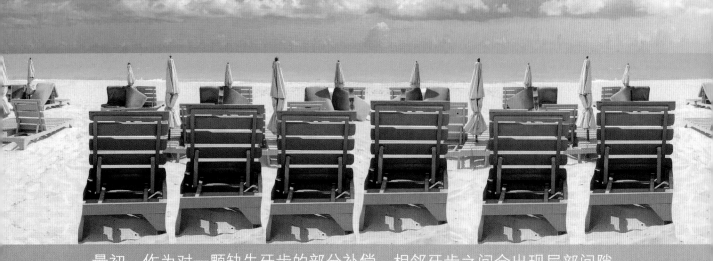

最初，作为对一颗缺失牙齿的部分补偿，相邻牙齿之间会出现局部间隙。

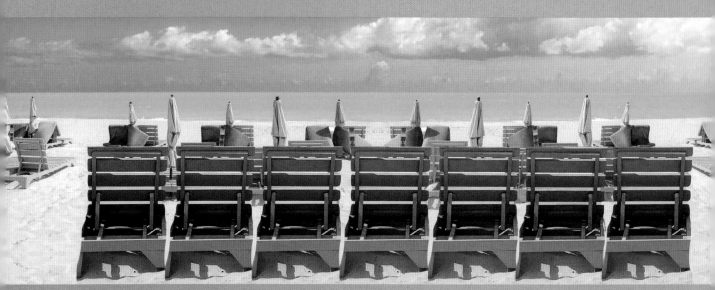

通过粘接桥、传统固定桥、单颗种植体或牙齿移植进行形态重建。

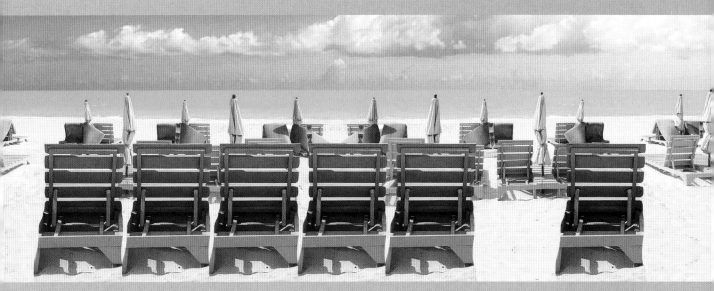

在现有间隙的位置上创建一个理想的单一间隙。

4.2

打开间隙与修复缺失牙
Gap opening and tooth replacement

4.2.1 粘接桥

缺牙间隙使用**全瓷粘接桥**进行修复（包括基牙粘接面），是进行修复缺失牙的最小创伤选择。这可能是最有吸引力的前牙缺失替代方案，因为它创伤小，在美观和修复方面都有很好的远期效果，而且费用也比其他固定替代方案低。

病例4-6就是一个典型的例子。上颌右侧侧切牙因发育不全而缺失。由于空间有限，无法植入种植体。因此进行了两单位（单端）全瓷（玻璃陶瓷）粘接桥修复。这是粘接桥的理想适应证，因为缺失牙空间越小，邻牙的受力分布就越好。此外，作为基牙的尖牙，粘接面在邻面釉质上略微延伸，有助于提供理想的环绕设计。这种方法不仅扩大了粘接面，还改善了整体的固位和抗力形态。

如今，**两单位单端悬臂全瓷粘接桥**已成为黄金标准。使用牙线清洁也不复杂，因为可以很方便地通过牙桥和邻牙之间的接触区直接进行清洁。

前牙区粘接桥推荐的最小尺寸应遵循以下修复原则：

- **连接区**：氧化锆为3mm×2mm（高×宽）；二硅酸锂玻璃陶瓷为4mm×4mm。
- **间隙宽度**：对于单端全瓷粘接桥来说，宽度大于7mm就会**增加折断风险**。

- **粘接翼的尺寸**：翼的粘接面积应达到30mm^2（最好仅为牙釉质），以便在加载时能适当承受剪切力，建议**厚度**最好为0.7mm或更大，全瓷和金属框架均是如此。

在病例4-7中，两颗上颌侧切牙都因发育不全而缺失，由另一名牙医用三单位（双端）二氧化锆（ZrO_2）粘接桥替代。正如预期的那样，这些牙桥在很短的时间后就断裂和脱粘。这是一个典型的例子，说明如果违反了基本规则就会有问题。从文献中可以明显看出，全瓷粘接桥主要应作为单端桥来设计。此外，翼的大小及厚度都没有遵守基本原则，而且尖牙及中切牙舌侧预备不充分、翼粘接面积也不足。之前预备造成的舌侧缺损用复合树脂材料形态重建，中切牙处残留的缺损被用作新粘接区的定位槽。

根据对可用空间的分析，中切牙被选为粘接翼的基牙。在连接部位磨一个较低的舌侧预备沟，并将舌侧边缘嵴修圆钝，这有助于正确就位和提高修复体的强度。此外，这些细微的预备工作还可以避免边缘过度锐利化。由于粘接翼的空间有限，因此使用了添加了稳定的钇(3Y)-ZrO_2的玻璃陶瓷材料，且在桥的唇侧烧结了饰面瓷。这种情况下，不宜使用长石质陶瓷。

粘接桥应使用哪种氧化锆?

首选材料是部分稳定的3Y-ZrO$_2$。一般来说,不建议使用4Y-ZrO$_2$(高透氧化锆)或5Y-ZrO$_2$(超透氧化锆)。立方(完全稳定)二氧化锆的含量增加会导致强度大大降低。与3Y-ZrO$_2$相比,这些材料在美学上可能具有更好的透明度;但是,它们各自的折射率(约2或更高)仍然远高于牙釉质、牙本质、牙骨质和二硅酸锂玻璃陶瓷材料(均为1.5~1.6),从而导致更多的内部和表面漫反射。

不同氧化锆材料的美学外观与不同的微观结构和成分有着复杂的关系。带有纳米粒度颗粒的3Y-ZrO$_2$的新开发可能会更有效地实现最佳力学和光学特性的目标。

氧化锆材料的粘接

使用粒径为30μm的二氧化硅/氧化铝(SiO$_2$/Al$_2$O$_3$)(Rocatec Plus;3M ESPE)对氧化锆粘接表面进行粗化处理,并在压力为2.5bar(距离10mm;垂直喷射方向)的条件下进行喷砂,以获得活跃且理想的粗化表面。然后,首先用超声波装置(酒精)清洗瓷修复体表面,并用10-甲基丙烯酰氧癸二氢磷酸酯(MDP)和硅烷偶联剂(Ceramic Primer Plus;可乐丽菲露,日本东京)组合进行粘接面基底的化学处理。酸蚀牙釉质并用Panavia V5(帕娜碧亚V5,可乐丽菲露)套装中的牙质粘接剂对牙本质和牙釉质进行粘接处理后,使用透明色的Panavia V5(帕娜碧亚V5,可乐丽菲露)双固化树脂水门汀进行粘接。这种方法在临床上使用起来最便捷,也最获得可预测的远期效果。值得注意的是,与Panavia 21

(也是可乐丽菲露公司产品)相比,Panavia V5的水门汀不含有MDP,因此,必须在修复体粘接表面使用含有MDP(和硅烷)的底漆处理剂。

桥体部位的塑形

在单侧侧切牙缺失的情况下,对侧的侧切牙往往比正常的小或呈圆锥形。这是粘接桥替代缺失牙的理想适应证,因为间隙越小,单端粘接桥的抗折断能力就越好。此外,缺牙区域的牙槽嵴也更容易进行桥体形态塑形或软组织增量手术。由于标准的卵圆形桥底形态设计具有美观、生物相容性强、易于使用牙线清洁等优点,故应作为首选。在病例4-6中,单侧缺失的侧切牙由两颗全瓷粘接桥替代。由于牙齿的颜色比较透亮,同时颌间隙足够大,可以使用4mm×4mm的连接区设计,因此使用二硅酸锂玻璃陶瓷材料(IPS e.max;义获嘉伟瓦登特公司,沙恩,列支敦士登),并在桥体颊侧进行饰面瓷烧结。在预备上,可以采用无预备到最少预备的设计。唯一需要做的准备就是在连接部位打磨光滑牙釉质,不需要额外的、更具创伤性的预备。无预备和非固位设计的缺点是在粘接时很难正确就位粘接翼。根据制造商的使用说明(义获嘉伟瓦登特公司),用氢氟酸(HF)对陶瓷进行20秒钟的腐蚀。使用含硅烷的底漆处理剂,并用磷酸酸蚀牙釉质。水门汀采用中等黏稠度的流动性光固化复合树脂材料。

可以使用不同的方法来对牙桥部位进行塑形。如果相邻牙齿的间隙在牙齿矫正之前就比较窄,那么当牙齿之间慢慢分开时,往往可以避免牙槽嵴增高手术。在牙齿矫正治疗完成后,可以使用临时活动义齿来挤压和重新塑形软组织,并形成牙龈乳头。如果这还不够，则需要进行组织增量手术（主要是软组织增量）。粘接桥的主要优点是不需要像种植体那样在牙槽骨上备洞（减少费用与手术创伤）。然后，推荐使用临时可摘局部义齿（RPD）作为支撑，塑形该部位以适应卵圆形桥体。用复合树脂材料将临时桥体重衬垫高，以非手术的方式将软组织塑造成正确的形态是非常有效的。

然而，随着患者年龄的增长，缺牙区牙槽嵴的垂直高度并不会增加，以后在牙齿的终生萌出期间也不会适应重新定位的邻牙。在这方面，如果最初塑形的是基底部分较深的卵圆形桥体，那么只有邻牙的终身被动萌出才能部分补偿持续的主动萌出。通常情况下，随着时间的推移，可以观察到由于上述影响，桥体会失去最初与软组织的紧密接触。不过，患者对这种情况的耐受性通常要好于种植修复。由于同样的长期影响，种植修复可能会出现牙冠内陷或者突出牙列的情况。

从机械强度来看，三单位或四单位粘接桥最好由金属支架制作，可以是非贵金属合金，也可以是贵金属合金（更容易与瓷形成良好的美学效果）。粘接程序与上述氧化锆（ZrO_2）材料的粘接程序基本相同。为防止基牙上的翼产生灰暗效果，应使用不透明粘接水门汀（如帕娜碧亚V5，不透明色）。

使用带有金属支架的四单位粘接桥来替换两颗缺失的下颌中切牙，还可以稳定牙齿矫正后的下前牙，替代牙齿矫正固定保持丝。而不是设计成两个单独的单端粘接桥。在大多数情况下，牙齿矫正保持器应与牙桥一起使用。

病例4-8就是一个典型的例子。该患者的两颗上颌中切牙都在早期脱落。在对剩余牙齿进行矫正排列后，仅使用软组织增量术进行了牙槽嵴

增高。使用RPD对桥体区域进行了塑形，并粘接了四单位粘接PFM牙桥，该牙桥在上颌还可当作牙齿矫正保持器。根据建议，使用了不透明的水门汀粘接（Panavia 21不透明色）。

牙弓的稳定性对于避免日后牙齿位置发生不利于美观和功能的变化非常重要。所以，可以让修复体本身就是一个保持器，要么在修复的同时，再制作一个保持器（最有效的是金属丝固定保持器）。

病例4-9展示了一个典型的适应证病例，使用了单端全瓷粘接桥和一个保持器。患者的上颌右侧中切牙牙根骨性粘连，其牙颈部吸收无法治疗。她希望尽量减少手术治疗。因此，她接受了拔除牙根，并立即通过软硬组织移植重建了牙槽嵴的手术。在使用临时RPD（活动义齿）进行软组织形态塑形后，粘接了玻璃陶瓷粘接桥，并使用了金属丝固定保持器。由于前牙咬合是开𬌗，因此可以通过这种方法实现咬合控制和牙齿位置的固定。

病例4-10显示了良好的远期预后，同时也显示了粘接桥概念的演变。该患者因上颌骨发育不足导致两颗上颌侧切牙缺失。20年前，这两颗侧切牙被替换为两个三单位（双端）金属烤瓷粘接桥。就诊时，患者已经发现牙齿颜色的变化以及由此导致的义齿和天然牙之间的不协调。在不改变修复方案的情况下，拆除了患者现有的牙桥。两个新的单端玻璃陶瓷粘接桥一起修复，翼粘接在中切牙上。在两颗尖牙上粘接了舌侧贴面，以重新建立正确的尖牙引导。舌侧贴面选择的是一种玻璃陶瓷材料（二硅酸锂压铸陶瓷）（IPS e.max）。由于中切牙的舌侧表面较大，咬合关系较好，因此更倾向于将翼粘接在中切牙上。

病例4-11和病例4-12展示了粘接桥在前牙修复中的良好效果。在这两个病例中，除了粘接桥，没有其他微创选择。这两位患者都曾因下颌中切牙缺失而接受过牙齿矫正治疗，以打开间隙。这种情况下两侧的牙根不可能完全平行。而且由于最初计划使用粘接桥，因此根部平行并不是必需的；事实上，这甚至是粘接桥的一点优势，因为无须去除基牙内侧区域的任何倒凹。

病例4-11中，我们在非贵金属桥架上设计了带有必要的微量预备固位型的金属烤瓷粘接桥。这样就避免了使用金属丝就位架。此外，还应该避免使用四单位全瓷双端粘接桥，因为这样做会增加桥体断裂的风险。

病例4-12中，患者不想要任何金属，因此安装了单端的玻璃陶瓷粘接桥。不过，最后还必须在两颗下颌尖牙上粘接一个金属丝固定保持器，并在外侧切牙上粘接一个翼。

推荐阅读

[1] Camposilvan E, Leone R, Gremillard L, et al. Aging resistance, mechanical properties and translucency of different yttria-stabilized zirconia ceramics for monolithic dental crown applications. Dent Mater 2018;34:879–890.

[2] Cattani Lorente M, Scherrer SS, Richard J, Demellayer R, Amez-Droz M, Wiskott HW. Surface roughness and EDS characterization of a Y-TZP dental ceramic treated with the CoJet™ Sand. Dent Mater 2010;26:1035–1042.

[3] De Carvalho MA, Lazari-Carvalho PC, Polonial IF, de Souza JB, Magne P. Significance of immediate dentin sealing and flowable resin coating reinforcement for unfilled/lightly filled adhesive systems. J Esthet Restor Dent 2021;33:88–98.

[4] Edelhoff D, Spiekermann H, Yildirim M. A review of esthetic pontic design options. Quintessence Int 2002;33:736–746.

[5] Elsayed A, Meyer G, Wille S, Kern M. Influence of the yttrium content on the fracture strength of monolithic zirconia crowns after artificial aging. Quintessence Int 2019;50:344–348.

[6] Elsayed A, Younes F, Lehmann F, Kern M. Tensile bond strength of so-called universal primers and universal multimode adhesives to zirconia and lithium disilicate ceramics. J Adhes Dent 2017;19:221–228.

[7] Garber DA, Rosenberg ES. The edentulous ridge in fixed prosthodontics. Compend Contin Educ Dent 1981;2:212–223.

[8] Güth JF, Stawarczyk B, Edelhoff D, Liebermann A. Zirconia and its novel compositions: What do clinicians need to know? Quintessence Int 2019;50:512–520.

[9] Kern, Matthias. Resin-Bonded Fixed Dental Prostheses: Minimally invasive - esthetic – reliable, ed 1. Berlin: Quintessence Publishing, 2018.

[10] Kern M, Barloi A, Yang B. Surface conditioning influences zirconia ceramic bonding. J Dent Res 2009;88:817–822.

[11] Kern M, Neikes MJ, Strub JR. Optimizing the bond between metal and bonding agent in bonded restorations using a simplified silicoating procedure [in German]. Dtsch Zahnarztl Z 1990;45:502–505.

[12] Kern M, Thompson VP. Sandblasting and silica-coating of dental alloys: volume loss, morphology and changes in the surface composition. Dent Mater 1993;9:151–161.

[13] Kolakarnprasert N, Kaizer MR, Kim DK, Zhang Y. New multi-layered zirconias: Composition, microstructure and translucency. Dent Mater 2019;35:797–806.

[14] Kwon SJ, Lawson NC, McLaren EE, Nejat AH, Burgess JO. Comparison of the mechanical properties of translucent zirconia and lithium disilicate. J Prosthet Dent 2018;120:132–137.

[15] Magne P. M-i-M for DME: matrix-in-a-matrix technique for deep margin elevation. J Prosthet Dent 2021:S0022-3913(21)00655-7. doi:10.1016/j.prosdent.2021.11.021.

[16] Maier E, Bordihn V, Belli R, et al. New approaches in bonding to glass-ceramic: self-etch glass-ceramic primer and universal adhesives. J Adhes Dent 2019;21:209–217.

[17] Meng Z1, Yao XS, Yao H, et al. Measurement of the refractive index of human teeth by optical coherence tomography. J Biomed Opt 2009;14:034010. doi:10.1117/1.3130322.

[18] Özcan M, Bernasconi M. Adhesion to zirconia used for dental restorations: a systematic review and meta-analysis. J Adhes Dent 2015;17:7–26.

[19] Özcan M, Matinlinna J. Surface conditioning protocol for the adhesion of resin-based cements to base and noble alloys: How to condition and why? J Adhes Dent 2015;17:372–373.

[20] Robin C, Scherrer SS, Wiskott HW, de Rijk WG, Belser UC. Weibull parameters of composite resin bond strengths to porcelain and noble alloy using the Rocatec system. Dent Mater 2002;18:389–395.

[21] Sailer I, Bonani T, Brodbeck U, Hämmerle CH. Retrospective clinical study of single-retainer cantilever anterior and posterior glass-ceramic resin-bonded fixed dental prostheses at a mean follow-up of 6 years. Int J Prosthodont 2013;26:443–450.

[22] Sailer I, Hämmerle CH. Zirconia ceramic single-retainer resin-bonded fixed dental prostheses (RBFDPs) after 4 years of clinical service: a retrospective clinical and volumetric study. Int J Periodontics Restorative Dent 2014;34:333–343.

[23] Scherrer SS, Cattani-Lorente M, Vittecoq E, de Mestral F, Griggs JA, Wiskott HW. Fatigue behavior in water of Y-TZP zirconia ceramics after abrasion with 30 μm silica-coated alumina particles. Dent Mater 2011;27:e28–e42.

[24] Shahmiri R, Standard OC, Hart JN, Sorrell CC. Optical properties of zirconia ceramics for esthetic dental restorations: a systematic review. J Prosthet Dent 2018;119:36–46.

[25] Wood DL, Nassau K. Refractive index of cubic zirconia stabilized with yttria. Appl Opt 1982;21:2978–2981.

[26] Yanagida H, Tanoue N, Ide T, Matsumura H. Evaluation of two dual-functional primers and a tribochemical surface modification system applied

to the bonding of an indirect composite resin to metals. Odontology 2009;97:103–108.

[27] Zhang Y. Making yttria-stabilized tetragonal zirconia translucent. Dent Mater 2014;30:1195–1203.

[28] Zitzmann NU, Marinello CP, Berglundh T. The ovate pontic design: a histologic observation in humans. J Prosthet Dent 2002;88:375–380.

[29] Zuhr O, Hürzeler M. Plastic-Esthetic Periodontal and Implant Surgery. The Special DVD Compendium, ed 2. Berlin: Quintessence Publishing, 2016.

病例4-6

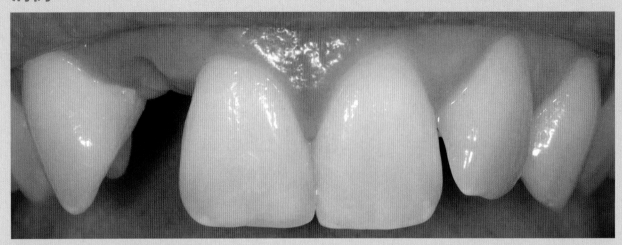

图4-6a 初始状态。上颌右侧侧切牙缺失。通过局部矫正移动牙齿打开了空间。

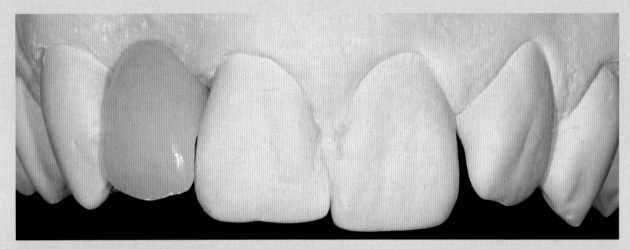

图4-6b 石膏模型上的玻璃陶瓷粘接桥。

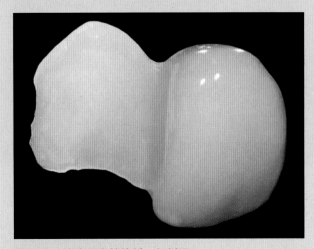

图4-6c 玻璃陶瓷粘接桥：颊侧观。

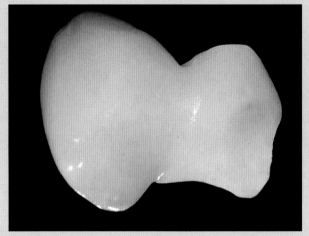

图4-6d 玻璃陶瓷粘接桥：舌侧观。

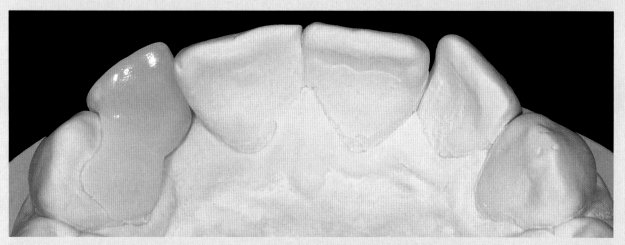

图4-6e　玻璃陶瓷粘接桥：咬合面观。桥体远中与尖牙轻微重叠，提供了理想的环绕设计。

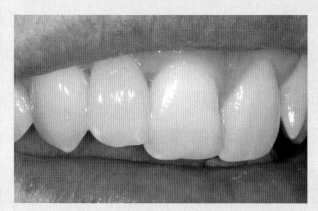

图4-6f　最终效果。轻微的近中和远中重叠有助于形成自然美观的牙冠。口腔技师：Walter Gebhard。

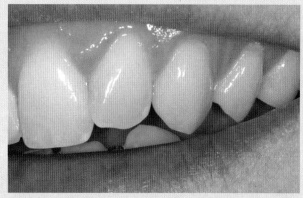

图4-6g　最终结果：未修复的左侧。左侧侧切牙的位置和形状有助于技师参考设计对侧的牙冠。

病例4-7

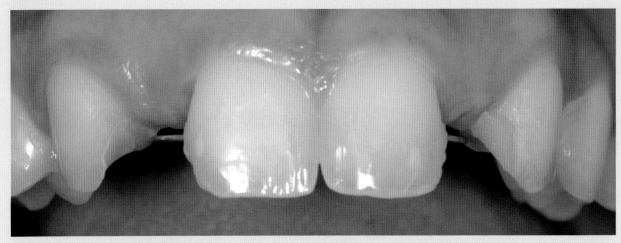

图4-7a 初始情况。两个粘接桥都在修复2个月后发生断裂和脱粘，并重新粘接了两次。

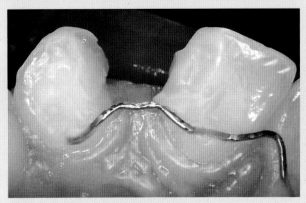

图4-7b 脱落后的初始状态：右侧。

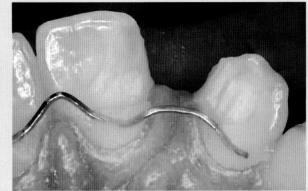

图4-7c 脱落后的初始状态：左侧。

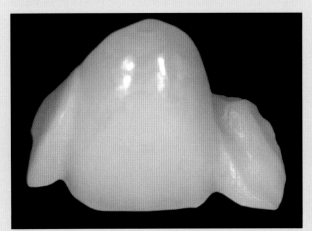

图4-7d 脱落的设计错误的粘接桥：右侧，颊面观。

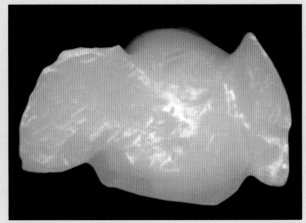

图4-7e 脱落的设计错误的粘接桥：左侧，舌侧观。

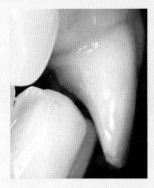
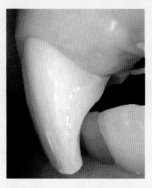
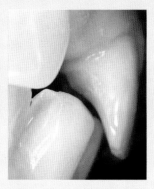
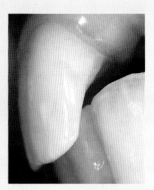

图4-7f 脱落后的初始情况：右侧，颌间距离（中切牙）。

图4-7g 脱落后的初始状态：左侧，颌间距离（中切牙）。

图4-7h 重新预备后：右侧，颌间距离（中切牙）。

图4-7i 重新预备后：左侧，颌间距离（中切牙）。

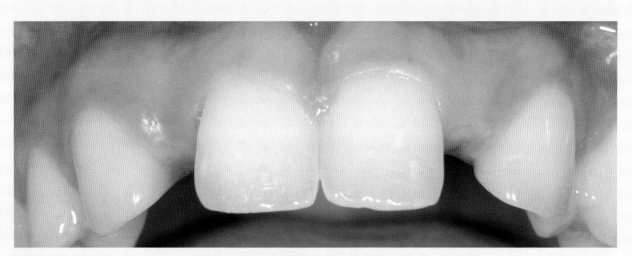

图4-7j 调整后的情况：用复合树脂材料直接充填恢复两颗尖牙舌侧形态。

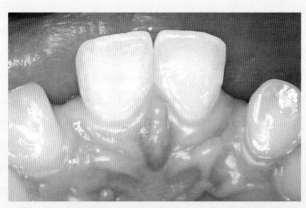

图4-7k 调整后的情况。尖牙和中切牙的舌侧均用复合树脂材料进行了部分直接充填修复。中切牙的粘接翼区域进行了轴角的微量预备。

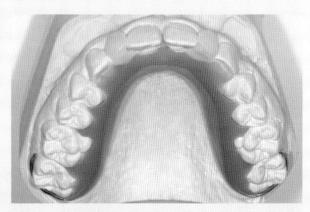

图4-7l 临时可摘局部义齿（RPD），旋转就位：卵圆形桥体。

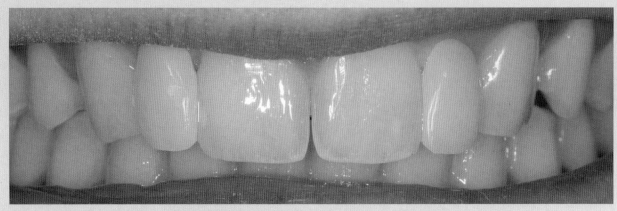

图4-7m 已就位的临时RPD。用于软组织塑形的卵圆形牙冠。

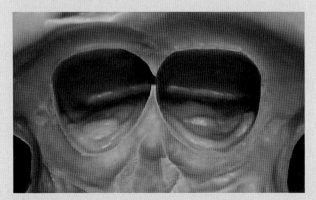

图4-7n 硅橡胶精准印模便于制作精密的修复体。

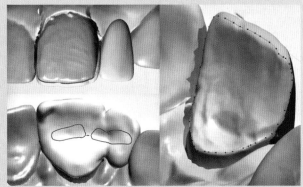

图4-7o 对石膏印模进行数字化扫描后，进行CAD/CAM设计。

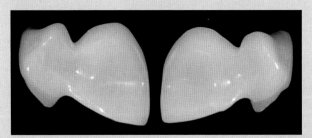

图4-7p 有饰面瓷的氧化锆粘接桥：舌侧观。

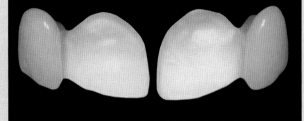

图4-7q 有饰面瓷的氧化锆粘接桥：颊侧观。

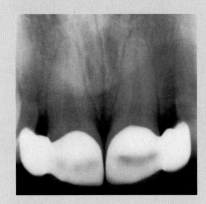

图4-7r 两个氧化锆桥的最终X线片。

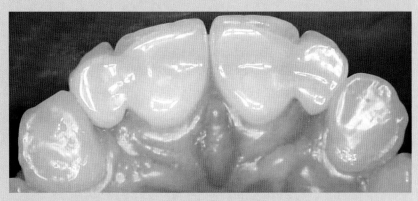

图4-7s 氧化锆粘接桥修复后的最终照片：舌侧观。

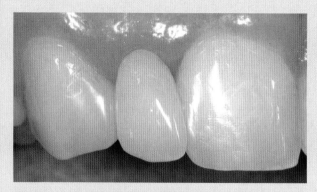

图4-7t　氧化锆粘接桥修复后的最终照片：右侧。

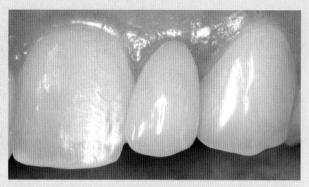

图4-7u　氧化锆粘接桥修复后的最终照片：左侧。

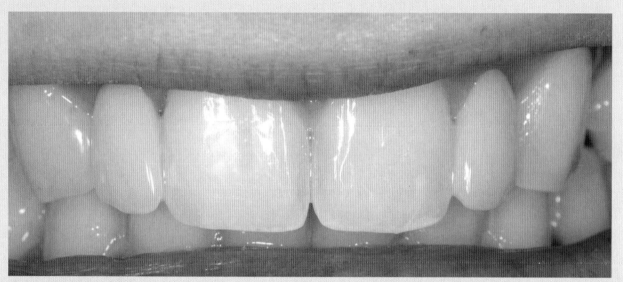

图4-7v　最终微笑照。

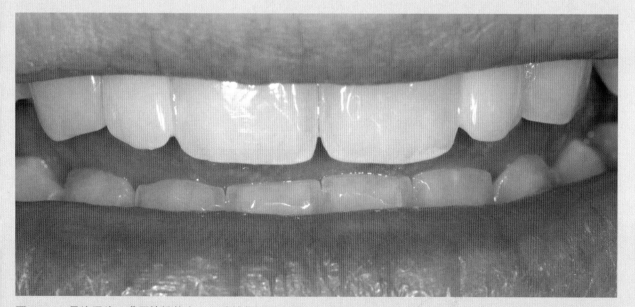

图4-7w　最终照片：嘴唇放松状态。口腔技师：Nic Pietrobon和Reto Michel。

病例4-8

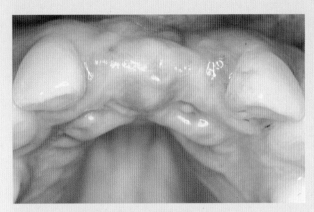

图4-8a 几年前两颗中切牙脱落后的初始状态，牙齿进行了轻微的矫正移动。

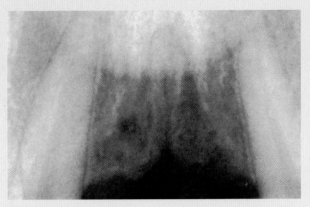

图4-8b 初始情况的X线片。种植体缺牙区的垂直向骨缺损。侧切牙的牙根轴向不佳。

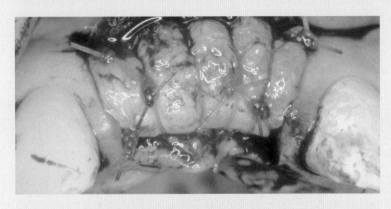

图4-8c 利用软组织进行牙槽嵴增高手术。牙周手术：Marco Imoberdorf医生。

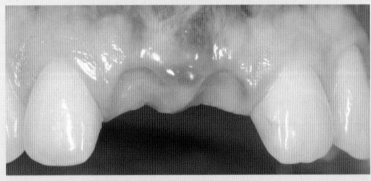

图4-8d 用RPD形态重建牙槽嵴和塑形后的桥体部位。

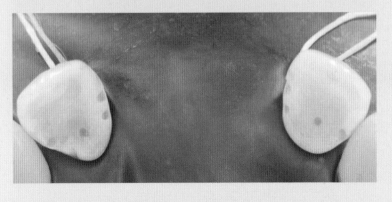

图4-8e 用于粘接PFM桥的近远中凹槽和预备在舌侧窝的微孔固位型。

图4-8f 最终粘接的PFM
桥：卵圆形桥体。

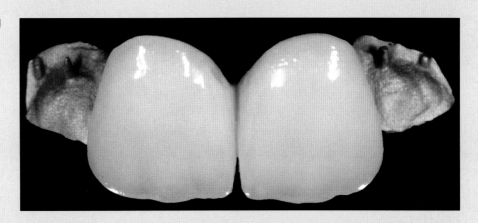

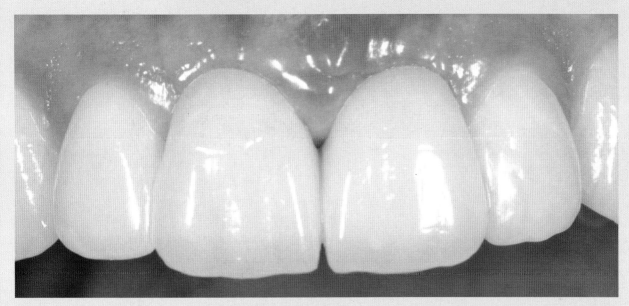

图4-8g 固位12年后的效果。桥体底部与软组织仍有良好的接触。

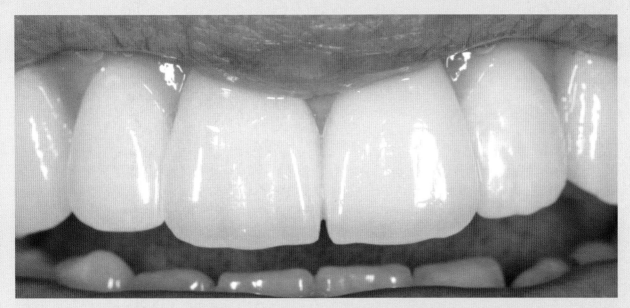

图4-8h 修复12年后的微笑照。口腔技师：Walter Gebhard。

病例4-9

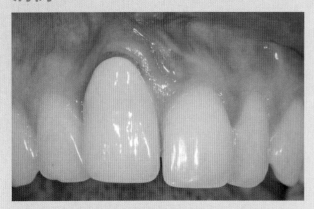

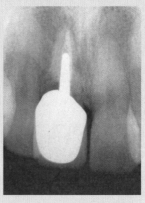

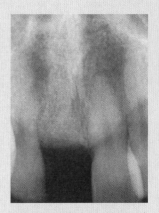

图4-9a　初始状态。上颌右侧中切牙在几年前的一次外伤后发生牙根骨性粘连。

图4-9b　右侧中切牙骨性粘连的X线片。

图4-9c　拔除后使用异种骨粉材料和自体软组织移植后的X线片。牙周手术：Marco Imoberdorf医生。

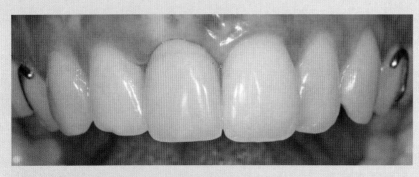

图4-9d　临时RPD，对桥体部位进行软组织塑形。

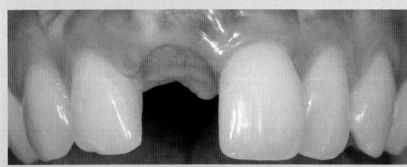

图4-9e　塑形完成的桥体部位。

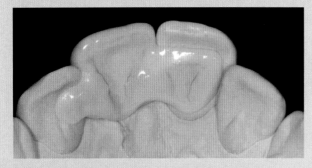

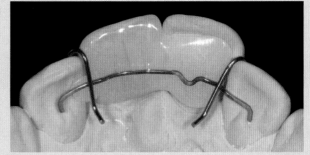

图4-9f　右侧侧切牙上带有小型定位辅助就位装置（小的翼，无须粘接，就位后需磨除）的玻璃陶瓷粘接桥。

图4-9g　带有两个垂直就位辅助装置（上颌左、右侧中切牙远中邻面）的金属丝固定保持器。

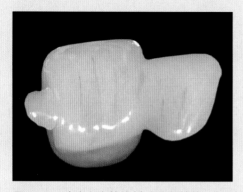

图4-9h 玻璃陶瓷粘接桥，准备粘接。

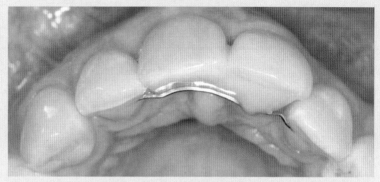

图4-9i 玻璃陶瓷粘接桥和金属丝固定保持器就位；粘接后需去除3个定位辅助工具（上颌右侧侧切牙近中玻璃陶瓷小翼与垂直放置的两颗中切牙远中邻面金属丝）。

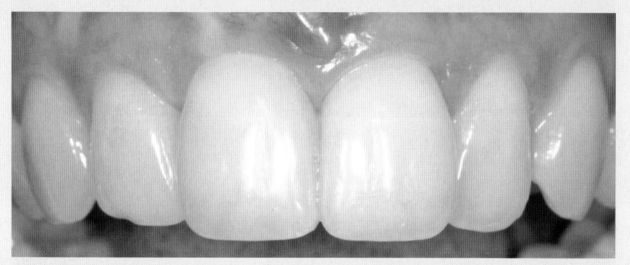

图4-9j 最终效果：嘴唇拉开照。

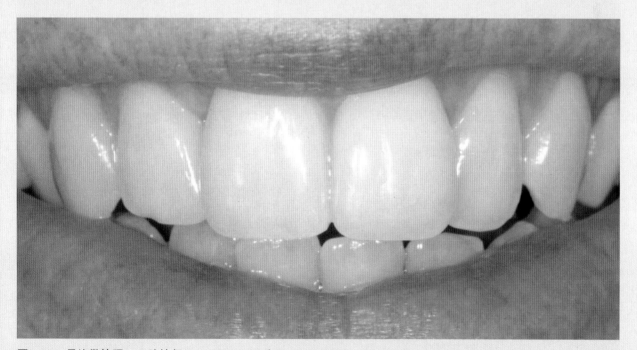

图4-9k 最终微笑照。口腔技师：Nic Pietrobon和Reto Michel。

病例4-10

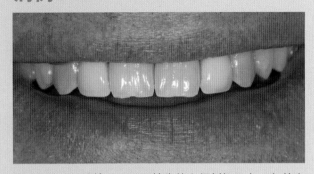

图4-10a 初始情况。两颗缺失的上颌侧切牙在20年前由两个双端PFM粘接桥修复。

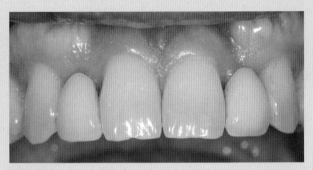

图4-10b 20年以来天然牙颜色的变化，导致修复体与天然牙之间不协调，美观效果不理想。

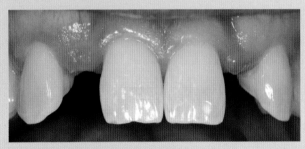

图4-10c 在不改变现有预备的情况下拆除金属烤瓷粘接桥。桥体部位有足够的软组织量。

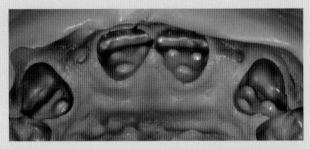

图4-10d 精准印模是获得高精度石膏模型的先决条件。

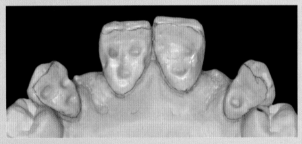

图4-10e 石膏印模。牙体预备只是进行了抛光，标记粘接翼边缘延伸的范围。

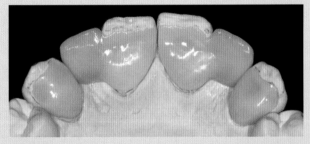

图4-10f 工作模上通过压铸工艺制作的两组玻璃陶瓷粘接桥和尖牙舌侧贴面。

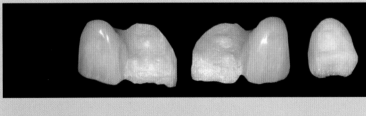

图4-10g 压铸的单端玻璃陶瓷粘接桥和舌侧贴面：粘接面观。

图4-10h 压铸的单端玻璃陶瓷粘接桥和舌侧贴面：外部观。

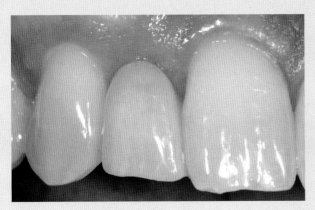

图4-10i 修复体粘接后：右侧。

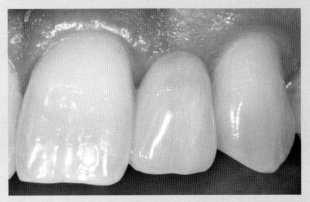

图4-10j 修复体粘接后：左侧。

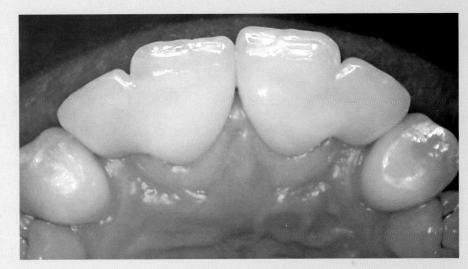

图4-10k 修复体粘接后：左侧（咬合面观）。尖牙上的舌侧贴面用于建立尖牙导向。

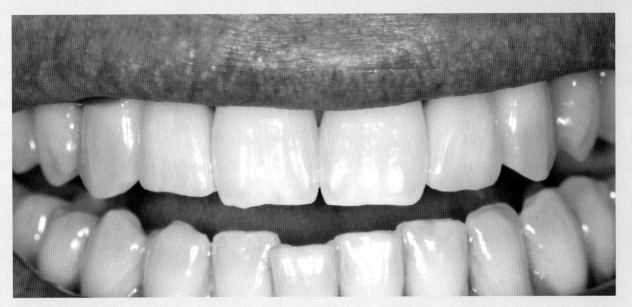

图4-10l 最终微笑照。口腔技师：Nic Pietrobon和Reto Michel。

病例4-11

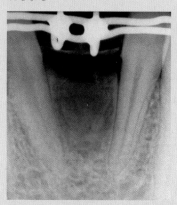 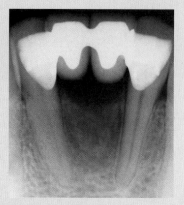

图4-11a 初始X线片。下颌侧切牙牙根轴向倾斜。

图4-11b 最终修复照。粘接桥粘接后。

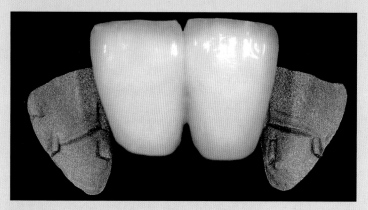

图4-11c 非贵金属合金和微固位形的PFM粘接桥。

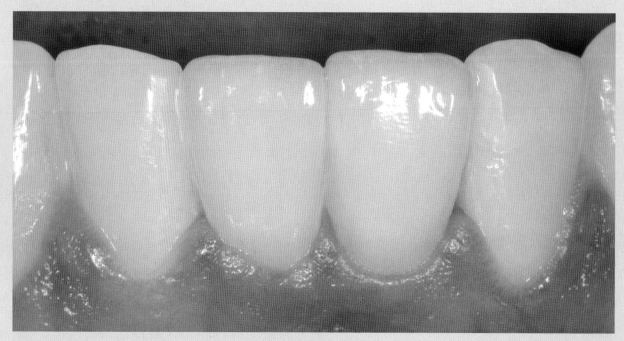

图4-11d 最终效果。口腔技师：Nic Pietrobon和Reto Michel。

病例4-12

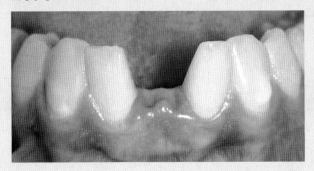

图4-12a　初始状态。下颌中切牙软组织增量术后，两颗下颌中切牙缺失。牙周手术：Marco Imoberdorf医生。

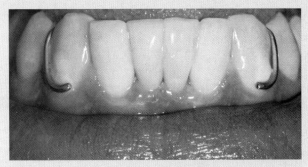

图4-12b　使用RPD对缺牙区进行临时修复。

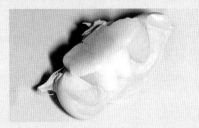

图4-12c　通过粘接桥的原始蜡型转移桥体区域的软组织形态。

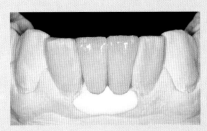

图4-12d　在石膏模型上的两个单端玻璃陶瓷粘接桥，并配有合适的卵圆形桥体。

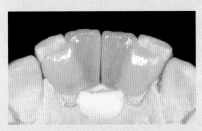

图4-12e　玻璃陶瓷粘接桥：粘接翼的舌侧照片。

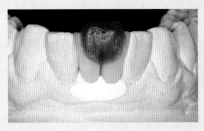

图4-12f　便于粘接时正确就位的丙烯酸树脂夹板。

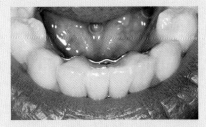

图4-12g　粘接在粘接翼和尖牙上的金属丝舌侧固定保持器。

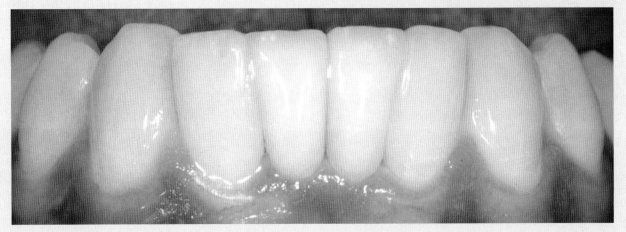

图4-12h　最终效果。口腔技师：Nic Pietrobon和Reto Michel。

4.2.2 传统固定桥

如果牙齿的正常结构有大面积缺损，肯定无法进行任何微创修复。这种情况，传统固定桥修复可能是一个很好的适应证，固定桥可以改善美观和功能，且不需要更复杂的治疗步骤。此外，如果全冠和固定桥已经存在，更换全冠和固定桥比植入种植体对患者更为适合。

通常情况下，对于准备进行种植部位的相邻前牙，即使其全冠旧修复体在开始时看起来是可以接受的，但种植后的软组织退缩可能会导致全冠边缘暴露。因此由于美学原因，种植后很可能是需要重新更换修复体的。如今除了黄金是PFM修复的标准材料之外，一种新材料的替代方法是用外部有饰面瓷的氧化锆或二硅酸锂玻璃陶瓷进行固定桥修复（仅限于具有足够连接3颗以上的固定桥修复）。

近些年用于制作全瓷修复体的数字化工具极大地减少了技师的手工操作量，并提高了整体质量，但仍然需要牙科技师的专业投入，以实现美学和功能上的完美效果。

病例4-13是一位两颗上颌侧切牙因发育不全而缺失的患者，他在20年前接受了牙齿矫正治疗，以打开上颌尖牙和中切牙之间的间隙。修复包括两颗三单位全冠PFM固定桥。患者来我院就诊时，上颌前牙前突，下颌前牙拥挤。此外，她还对牙冠边缘暴露和牙桥颜色不通透感到不满意。这个病例需要进行新的修复治疗和多学科联合治疗，包括牙齿矫正和牙周膜龈手术。

首先，进行牙齿矫正方案处理。拔除下颌左侧中切牙。将上颌侧切牙桥体与尖牙之间的连接区磨断，以创造牙齿移动的空间。然后，将上颌

前牙后移。下颌关闭下前牙间隙，并在中切牙至尖牙舌侧之间制作金属丝固定保持器。

拆除现有的PFM修复体后，戴入两颗三单位临时固定桥修复体，缺失部位采用了软组织移植增量改善软组织轮廓并采用修复体进行了压迫。

最后，戴入了两颗三单位全瓷固定桥。尽管全瓷修复体本身的颜色很浅，但由于患者要求有良好的通透性，因此使用了氧化锆底冠和唇侧饰面瓷（底冠：Prettau 2分散型；Zirkonzahn，意大利盖斯；饰面瓷：Prettau 2分散型；底冠：Prettau 2分散型；Zirkonzahn，意大利盖斯；饰面瓷：Creation ZI-CT）。

为了使4颗切牙的颜色与其他牙齿的颜色更好地融合，对天然牙进行了外漂白。此外，上颌尖牙的远中颊侧进行外染，使其颜色加深，以便与天然牙的颜色过渡更自然。

病例4-14是一个基牙全冠和另一个基牙粘接翼相结合的病例。患者多年前因意外事故缺失了上颌左侧中切牙。当时她选择了三单位PFM桥组成的修复方案。当她来到我们诊所时，由于牙周和美观的原因，上颌右侧中切牙也必须拔除。患者不想进行种植。我们用软组织和硬组织增量恢复轮廓。为了避免上颌右侧侧切牙的牙髓活力出现问题，使用了上颌右侧侧切牙舌侧作为翼粘接面，而上颌左侧侧切牙重新制作了新的牙冠及一个四单位的固定桥，以代替缺失的两颗中切牙。使用的是金属烤瓷冠。在上颌右侧侧切牙的舌侧表面进行了微固位形的预备，以确保粘接翼的正常固位。由于存在机械强度的风险，没有考虑使用氧化锆冠。

病例4-15是一位患者对自己的微笑不满意。她最担心的问题是，由于上颌右侧侧切牙缺失，她的上颌前牙之间有缝隙，而且牙齿整体非常小。此外，由于切牙长度较短，她的牙齿在说话和微笑时几乎没有露出来。

该病例采用的是单端固定桥（FPD）、一些全瓷贴面和一些局部牙冠的组合修复。

治疗的目的是采用微创方法，3颗切牙进行全冠制备，其牙体边缘设计位为龈上。在上颌两侧的尖牙和两颗前磨牙上做部分冠，以弥补缺失牙的间隙，建立良好的咬合功能。

首先，通过矫正方案实现牙齿的轻微移动，将基牙移动至理想位置。矫正结束后，开始进入修复阶段。所有的修复体都是使用压铸的二硅酸锂玻璃陶瓷材料（IPS e.max），并用光固化复合树脂水门汀（G-aenial Flo；GC，日本东京）和两步法粘接剂（Clearfil SE Protect；可乐丽菲露）粘接。为获得最大强度，修复体的唇侧、切端和舌侧设计为一个整体（类似全冠）。唇侧采用饰面瓷，以达到最佳的美观效果。

基牙的全部粘接界面均为牙釉质，是获得最佳粘接效果的先决条件。

为了获得粘接的持久成功，这就要求在牙颈部进行最少量的预备，预备深度不能过量，否则牙本质就会暴露在预备面上。使用折光率与牙釉质相似的高强度玻璃陶瓷材料，可以使入射光顺利过渡到牙齿上。因此，所有边缘都可以保留在龈上位置，而不会对美观或边缘软组织的健康产生影响。

如果在粘接过程中使用高度可抛光的树脂水门汀材料，边缘的隐蔽和密合是完全可行的。

该病例是将微创预备设计与具有最佳光学特性的高强度玻璃陶瓷材料相结合的一个很好的病例。从技术上讲，这无疑比任何其他更传统的方法要求更高；但是，如果考虑到这种病例所涉及的所有因素，它就是最佳的解决方案。

推荐阅读

[1] Att W, Witkowski S, Strub JR (eds). Digital Workflow in Reconstructive Dentistry, ed 1. Berlin: Quintessence Publishing, 2019.

[2] Camposilvan E, Leone R, Gremillard L, et al. Aging resistance, mechanical properties and translucency of different yttria-stabilized zirconia ceramics for monolithic dental crown applications. Dent Mater 2018;34:879–890.

[3] Ferencz JL, Silva NRFA, Navarro JM (eds). High-Strength Ceramics: Interdisciplinary Perspectives, ed 1. Berlin: Quintessence Publishing, 2014.

[4] Pjetursson BE, Sailer I, Makarov NA, Zwahlen M, Thoma DS. All-ceramic or metal-ceramic tooth-supported fixed dental prostheses (FDPs)? A systematic review of the survival and complication rates. Part II: Multiple-unit FDPs. Dent Mater 2015;31:624–639.

病例4-13

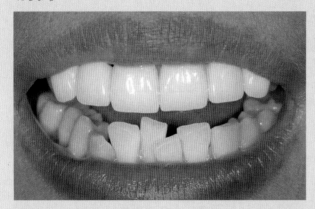

图4-13a 术前：上颌前牙3-3旧烤瓷固定桥，恢复缺失的侧切牙，且下颌前牙拥挤。

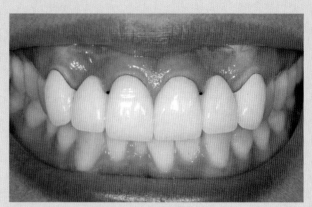

图4-13b 上颌前牙固定桥切牙的位置前突。两颗上颌尖牙唇侧凸度也过于突出。

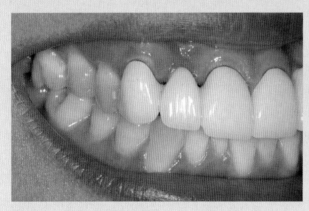

图4-13c 术前：右侧咬合照。

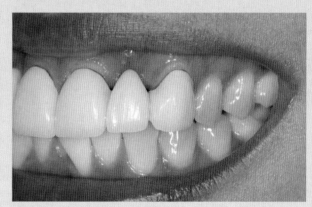

图4-13d 术前：左侧咬合照。

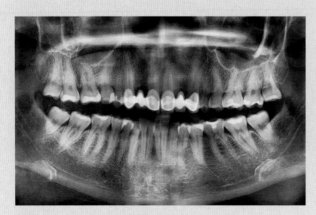

图4-13e 术前：曲面断层片。

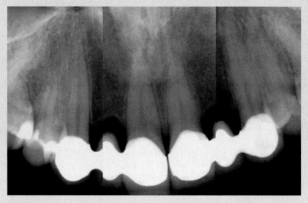

图4-13f 术前：X线片显示由于髓腔较大，需要采用微创牙体预备方法，以避免损伤牙髓。

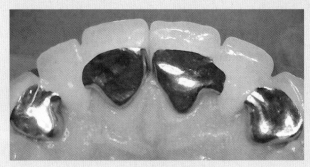

图4-13g 术前：金属烤瓷固定桥舌侧图。

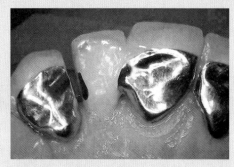

图4-13h 将右侧修复桥体磨断，并将桥体宽度减小，以创造移动空间。

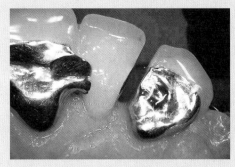

图4-13i 磨断左侧修复桥体。

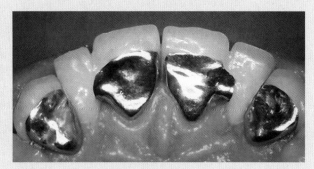

图4-13j 牙齿矫正结束后：舌侧观，已关闭之前磨断桥体创造的间隙。

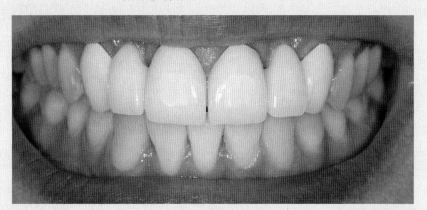

图4-13k 上颌前牙唇侧牙齿矫正结束后。

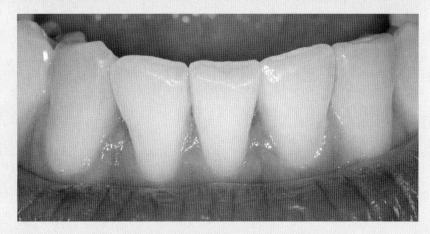

图4-13l 重新排列的下颌前牙（拔除左侧中切牙后缝隙闭合）。

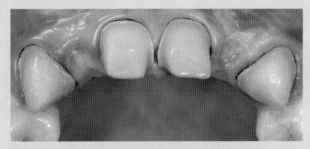

图4-13m 微创牙体预备修复基牙，双层排龈线放入。上颌右侧侧切牙缺失的部位软组织进行了增量。

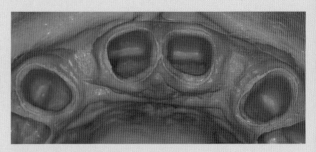

图4-13n 聚乙烯硅氧烷制取印模（硅橡胶；3M ESPE，德国塞费尔德）。

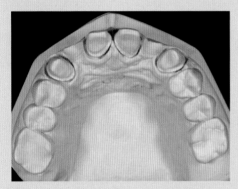

图4-13o 对石膏模型进行扫描获得精确的数据。

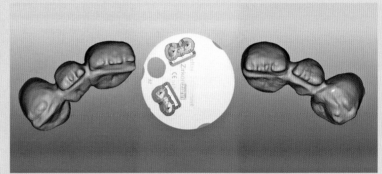

图4-13p 扫描后，模型数据进行处理，设计临时修复体试戴和最终氧化锆内冠。

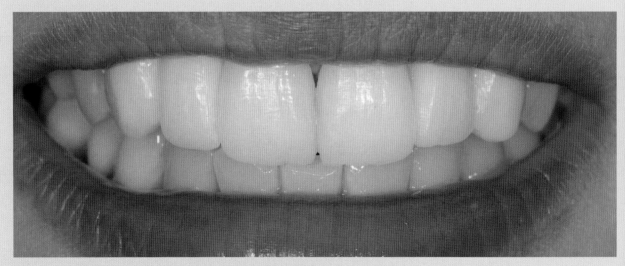

图4-13q 试戴CAD/CAM临时牙，检查新修复体的外形及形态。

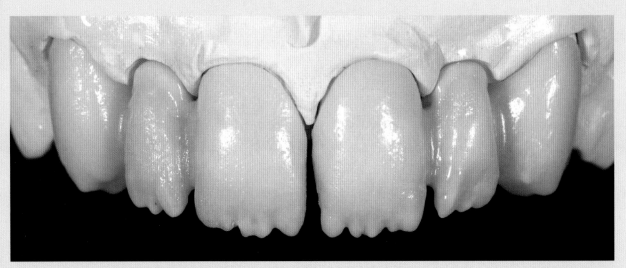

图4-13r 氧化锆内冠进行瓷层形态堆塑烧结（Prettau 2分散型；Zirkonzahn）。

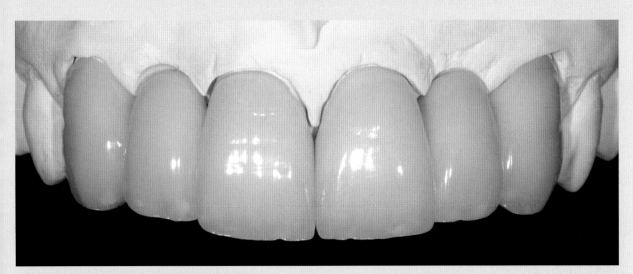

图4-13s 最终的氧化锆固定桥，唇侧有饰面瓷。

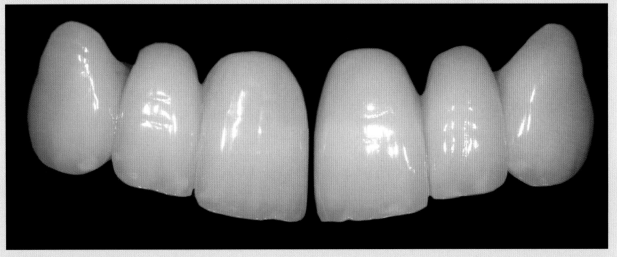

图4-13t 最终氧化锆固定桥：唇侧观。

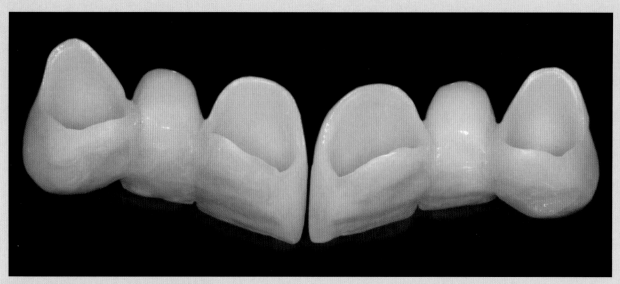

图4-13u　最终氧化锆固定桥：舌侧图。

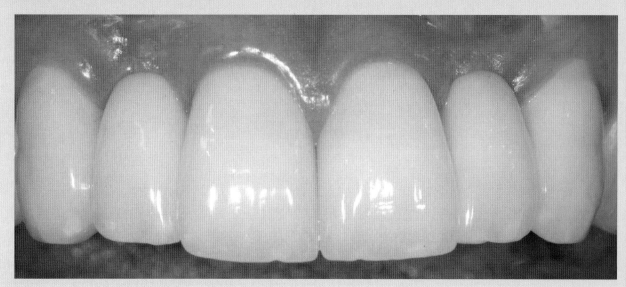

图4-13v　最终粘接的氧化锆固定桥［树脂水门汀粘接（RelyX Universal）3M ESPE）］。

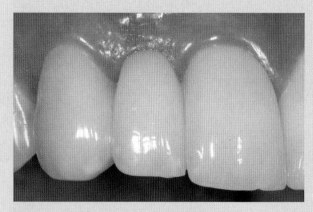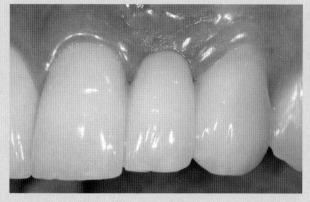

图4-13w　修复后的右侧氧化锆固定桥：尖牙远中颜色稍深，以便与天然牙的颜色过渡更平滑。

图4-13x　修复后的左侧氧化锆固定桥：尖牙远中颜色稍深，以便与天然牙的颜色过渡更平滑。

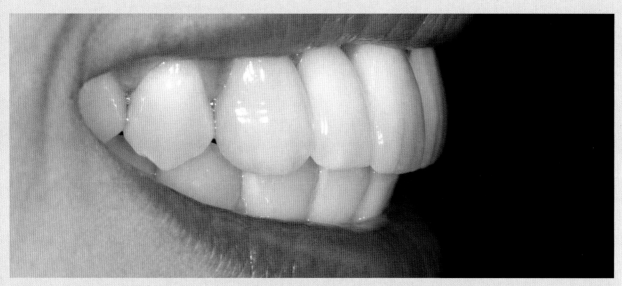

图4-13y 最终修复后的右侧微笑照：氧化锆修复桥体恢复缺失牙齿与天然牙的颜色过渡流畅。

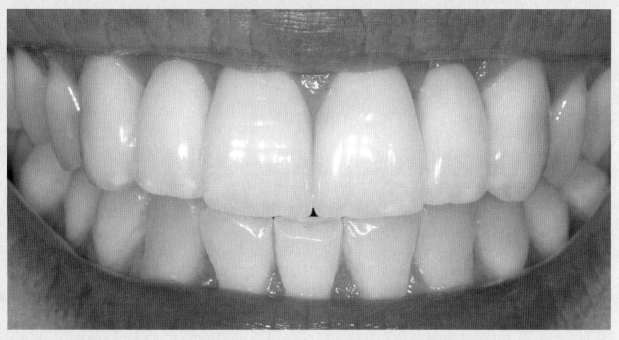

图4-13z 最终微笑照。

病例4-14

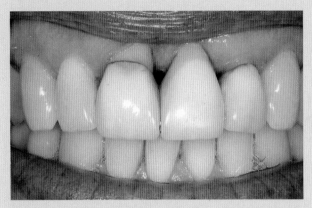

图4-14a 术前：上颌中切牙之间出现"黑三角"、冠边缘暴露、牙龈退缩及牙根暴露。

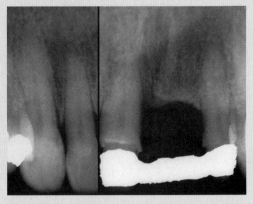

图4-14b 术前：X线片。由于上颌右侧中切牙的牙周状况预后不佳，计划拔除上颌右侧中切牙。

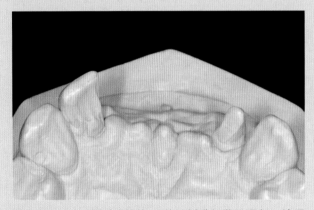

图4-14c 在上颌右侧侧切牙的舌侧进行微量预备，并预备出边缘终止线，让粘接翼有适当的固位。

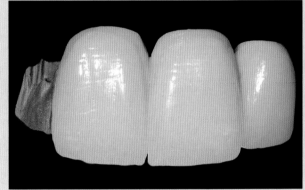

图4-14d 带有全冠的PFM桥组合与粘接翼：唇侧观。

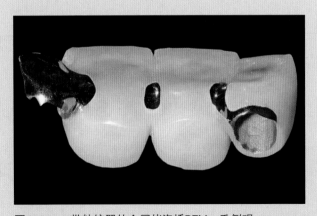

图4-14e 带粘接翼的金属烤瓷桥PFM：舌侧观。

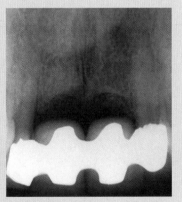

图4-14f X线片：在缺失的中切牙部位进行硬组织和软组织联合增量。

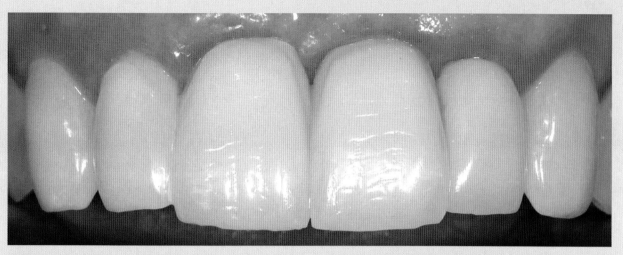

图4-14g 术后：在上颌右侧侧切牙的翼上使用了遮色的水门汀，以防止侧切牙出现灰暗的外观。

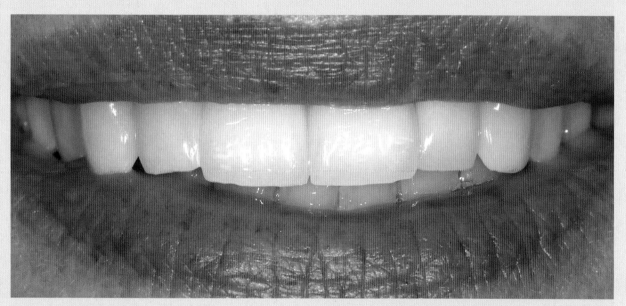

图4-14h 最终微笑照。

病例4-15

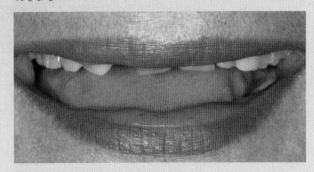

图4-15a 术前：存在切牙切端短和笑线的问题，说话和微笑时几乎无法暴露牙齿。

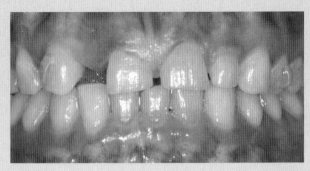

图4-15b 由于上颌右侧侧切牙缺失，上颌前牙之间存在间隙，且牙齿形态过小。通过牙齿矫正实现了一些轻微的牙齿移动。

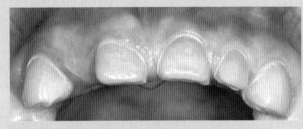

图4-15c 基牙进行少量预备，边缘终止线位于龈上。

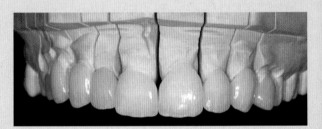

图4-15d 所有修复体均为压铸的二硅酸锂玻璃陶瓷。

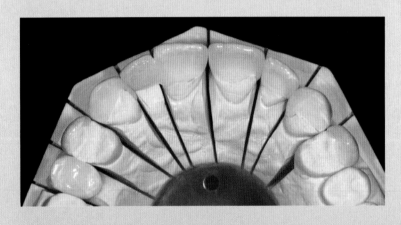

图4-15e 在唇侧、切端和舌侧采用瓷修复一体化设计，以获得最大的强度。唇颊侧采用饰面瓷，以达到最佳的美观效果。注意上颌右侧侧切牙舌侧扁平宽大的连接区，以获得最大强度。

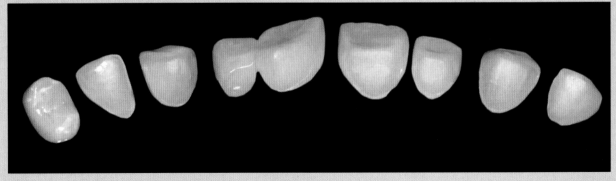

图4-15f 压铸的二硅酸锂玻璃陶瓷修复体需进行氢氟酸酸蚀处理。

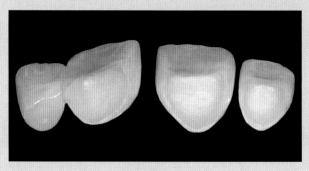

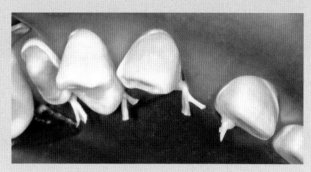

图4-15g　压铸的二硅酸锂玻璃陶瓷的内冠处理。内部用氢氟酸（HF）酸蚀，并涂布硅烷偶联剂。

图4-15h　基牙表面进行37%酸蚀剂酸蚀。

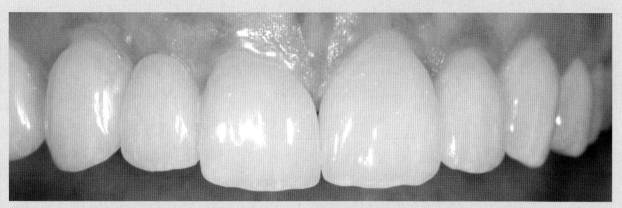

图4-15i　使用光固化复合树脂水门汀材料粘接并进行细致的边缘抛光后的最终修复后照片。

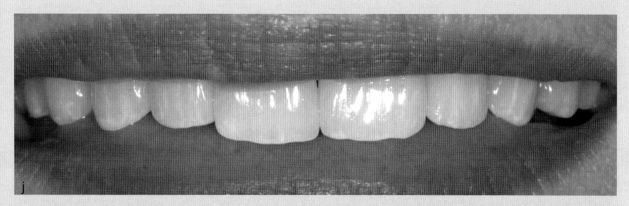

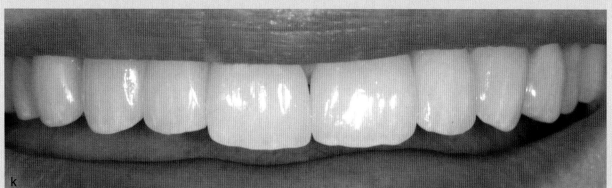

图4-15j和k　最终微笑照。注意：切端长度及笑线与术前对比改善很大。

4.2.3　种植修复

如前言所述，如果选择了种植方案，种植体和修复体的设计都非常重要。然而，种植系统只是一个物品。病例选择、手术技巧和手术医生的经验非常重要，影响着种植体及修复体短期和长期的成功与失败。

可恢复性是关键词，在这里指的是以下内容：

■ 螺丝固位的种植牙冠和牙桥，易于修改。

■ 种植体小而短，为再次治疗提供了更大的可能性。

■ 当患者步入老年后，如果为了更好地适应生理与美学改变，种植体的形状和表面设计应该允许使用微创的方式取出，以适应更好的生物和美学整合情况。

选择使用某款种植体系统，其并发症发生率较低是至关重要的，这与种植体周围炎、制造工艺问题（如种植体松动和折断）以及与机械结构有关的美学问题都息息相关。有足够的科学证据表明，不同的种植体系统和制造商之间存在着很大的差异。

一般来说，前牙植入的主要适应证仅限于没有其他合适的解决方法的情况，如：

■ 上下颌间距离不足，无法安装粘接桥翼。

■ 间隙大于7mm（机械强度考虑）。

■ 需要保持的牙齿间隙。

■ 老年患者：邻牙的软硬组织发生生理性改建的可能性较低。

■ 与牙间隙相邻的牙齿不适合作为桥体的基牙（例如，机械强度降低或牙周状况不好）。

最重要的是，如果包括牙齿矫正治疗阶段，治疗后保持是必不可少的，最好使用固定或活动装置。

下列病例不仅可以展示适应证和设计方案，还可以展示种植体修复的各种选择。

治疗方案从来都不是唯一的。

所选择的治疗方案在很大程度上取决于外科医生、修复医生和口腔技师的偏好、长期经验和技术，以及特殊病例中种植系统的有效性或局限性。

病例4-16是一位年轻的患者（22岁），上颌有影响美观的缝隙。与牙齿正常比例相比，他的牙齿整体过小。上颌右侧侧切牙缺失。上颌右乳尖牙代替了缺失的侧切牙。患者希望获得更好的美观效果，并为缺失的牙齿设计一个解决方案。

与正畸医生一起进行**治疗规划**及实现最终结果：

首先，拔除上颌右侧原位置乳尖牙，然后用牙齿矫正将上颌右侧恒尖牙移到原位置。虽然牙根在这一阶段没有明显的吸收迹象，但上颌右侧尖牙的外形及颜色无法改为侧切牙。因此，患者选择了这种治疗方案。

其次，对两颗上颌中切牙和上颌左侧侧切牙使用复合树脂（Filtek Supreme XTE；3M ESPE）进行了树脂充填修复。

实现最终结果前，我们在患者口腔内进行了**直接法模拟真实微笑设计**（与仅在计算机上进行的**虚拟数字微笑设计**不同），是使用临时冠材料进行模拟，但没有进行粘接。从不同角度拍摄前后的照片和视频，并发送给患者进行评估。临时冠材料口内可以很容易地取下。

患者最终决定用种植方案修复缺失的上颌侧切牙。

再次，方案是植入小直径种植体（Straumann Bone Level SLActive，3.3mm×10mm），同时进行牙槽嵴骨增量手术（Bio-Oss和Bio-Gide）。偏舌侧植入种植体，实现螺丝固位。需要特别强调的是，美观区种植修复尽可能设计为螺丝固位修复体。遵循3A2B的原则植入种植体实现一个可预期的美学效果。成品钛基台上粘接了一个螺丝固位的玻璃陶瓷牙冠。完成后制作一个保持器进行佩戴。

病例4-17是一位55岁的女性患者，因事故缺失上颌右侧中切牙。她希望改变自己前牙牙列不齐的笑容和前牙发黄的颜色，但又不想进行全冠或固定桥修复。因此，我们制订了以下**治疗方案**：

首先，拔除上颌右侧中切牙的残根，植入种植体（Straumann Bone Level SLActive，4.1mm×12mm），同时进行骨增量手术（Bio-Oss和Bio-Gide）。

其次，对剩余的3颗上颌切牙进行贴面预备，使上颌右侧中切牙间隙分布合理，间隙完全闭合，同时保持自然的外观。

该病例选择的材料是玻璃陶瓷（IPS e.max），因为这种材料既有足够的透光性，又能保持美观。种植体是一个玻璃陶瓷全冠，与钛基台粘接在一起，种植体舌侧的穿出位置非常理想。

病例4-18是一位在一次事故中，导致上颌右侧中切牙外伤的患者。几年后发生了牙根吸收，牙冠和桩核松动。第一阶段拔除了牙齿，并立即通过引导骨再生术和软组织移植术恢复了软硬组织轮廓。

GBR 6个月愈合阶段，牙齿矫正进行了轻微的牙齿移动，关闭了上颌右侧侧切牙和尖牙之间的缝隙。上颌右侧中切牙患者倾向于接受种植。

植入软组织水平种植体（Thommen Medical Contact，4.2mm；Thommen Medical，Grenchen，瑞士），同期进行了第二次软组织移植，并安装个性化的愈合基台。螺丝固位的玻璃陶瓷牙冠粘接在个性化的氧化锆基台上，并戴入口内。对上颌左侧中切牙的复合树脂充填物进行了抛光处理。

病例4-19中患者有4颗上颌牙齿缺失。最初的X线片显示上颌右侧第二前磨牙和上颌左侧第一前磨牙以及两侧的侧切牙均有缺失。上颌左侧乳尖牙滞留在原位置。由于间隙分布不均，需要进行牙齿矫正，重新调整间隙。关闭第二前磨牙和磨牙之间的间隙，将第一前磨牙后移至第二前磨牙预留第一前磨牙空间、维持尖牙和两侧中切牙之间的间隙。由于侧切牙空间不足以设计种植方案，因此计划在拔除上颌左侧第一乳尖牙后，与第一前磨牙一同植入种植体，而侧切牙的间隙则用粘接桥修复。由于两颗尖牙的形状不佳，需要进行贴面修复，因此将玻璃陶瓷粘接桥（IPS e.max）与颊舌侧双翼结合在一起，颊侧翼作为贴面。这样做的另一个好处是大大增加了粘接和固位面积，包括增大了连接体的面积。

两个软组织水平的植入体（Thommen Medical Element Inicell，3.5mm和4mm）用钛基台和PFM冠粘接修复。

就种植体而言，随着时间的推移，8年后拍摄的X线片显示种植体周围骨结合非常稳定（图4-19l和m，描述的是种植8年后的X线片）。

病例4-20展示了单颗牙齿种植的典型适应证。患者有两颗上颌侧切牙缺失，还有因发育不全而缺失的下颌右侧第二前磨牙。

牙齿矫正分析表明，关闭牙缝会无法获得良好的美学效果，因此通过牙齿矫正打开了上颌侧切牙及下颌右侧第二前磨牙间隙。单颗缺失牙首选解决方案是采用种植修复，上颌切牙7.5mm的间隙则是单颗牙齿种植的良好适应证，最好选择直径较小的种植体。

上颌缺失部位骨宽度不足采用（自体骨移植）植入骨片并用骨钉固定，在上颌和下颌各植入一颗软组织水平的种植体（Thommen Medical Element Inicell）。技师将种植体上部固位的

玻璃陶瓷牙冠（IPS e.max）粘接到预制的钛基台上。这样可以完全避免在邻牙上进行任何额外的修复。

病例4-21是一个典型的复杂病例——**两颗相邻的前牙**在**不对称的位置**上缺失。患者的上颌侧切牙在一次冲浪事故中发生根折，之前已经进行过根管治疗。相邻的一颗种植体由于骨结合问题而脱落。

首先，拔除了上颌右侧无法保留的侧切牙，中切牙进行种植修复，同时进行了骨增量手术（Bio-Oss和Bio-Gide）和软组织增量手术。6个月后，植入一颗软组织种植体（Thommen Medical Element Inicell，4.5mm），并进行第二次软组织增量。3个月后，进行二期手术。在取印模前，种植体周围软组织制作了个性化的愈合帽（钛基台上使用复合树脂）。为了获得最大的机械精度、固位和美观，对原厂转移杆制作了个性化处理，种植修复体为PFM单端桥设计。由于种植体上部修复设计了螺丝固位和非锁定的连接体（没有锥形连接，不会产生潜在的冷焊接效应，从而增加了操作的便利性），所以如果出现种植体并发症，需要重新修复，对长期而言都有极大的便利性。

问题是，是否最好植入两颗种植体。从机械强度单方面来看，这样修复种植体的侧向力肯定可以降到最低。但是，单颗种植修复可以最大限度地减少软组织区域的美观问题，还可以为缺牙区提供更好的血液供应，为牙龈乳头的重塑提供更好的解决方案。而为了更好降低侧向力，选择

了单颗稍宽直径的种植体，以实现在机械强度上的稳定。

而且，临床实际情况中美学区采用种植修复，种植体之间或牙冠与种植体之间的牙龈乳头的高度是比较难以预测的。不过，双单位单端桥可以很容易地用牙龈瓷改善牙龈乳头区域的美观。此外，使用牙线清洁也很简单，因为可以很方便地直接从修复体和邻牙之间的接触区域进入清洁。

病例4-22**同样的概念**和考量因素。从力学角度来说，这是一个特别具有挑战性的病例，因为上颌左侧侧切牙和上颌左侧乳尖牙都无法保留，要被拔除。因此必须在治疗早期将其拔除。上颌左侧侧切牙的牙根发生了吸收，而且吸收还在继续，早期的牙齿矫正理念是关闭间隙，CBCT显示侧切牙的牙根吸收严重。

因此，我们拔除了上颌左侧侧切牙，并在缺失尖牙的位置植入了一颗种植体（Straumann BL SLActive，4.1mm），包括软组织和硬组织增量（Bio-Oss和Bio-Gide）。

采用了螺丝固位的一体式悬臂PFM牙桥。金属底冠直接铸造在预制的金合金基台上。之所以选择这种技术要求较高的修复方式，是因为需要最大限度地保持金属底冠的稳定性，同时又要为饰面瓷留出足够的空间。无论是病例4-21中使用的概念，还是将钛基台与粘接氧化锆桥相结合的替代方案，都无法提供同样的优势。不过，必须指出的是，这种传统方法需要水平非常高的技师。

最后，对上颌左侧第一前磨牙和第二前磨牙进行了轻微加长，采用树脂直接粘接技术，使其与右侧更加协调。

病例4-23中患者**上颌左侧中切牙缺失，侧切牙无法保留，位置不对称**。与前两个病例不同的是，由于所有上颌前牙都非常长，因此从机械强度的因素考虑植入两颗种植体更有利。此外，由于唇线较长为低笑线，从牙龈乳头的角度来看，该病例的美学风险较低。

患者由于早年的一次事故，上颌左侧中切牙缺失，上颌左侧侧切牙外伤，牙根广泛吸收。医生拔除了上颌左侧侧切牙，同时进行了软硬组织增量手术（Bio-Oss和Bio-Gide）。6个月后，植入了两颗种植体（Thommen Medical Element Inicell，3.5mm和4mm）。

上颌右侧中切牙拍摄的X线片显示根管充填完好，其牙体缺损采用PFM冠修复。两颗种植体用PFM冠修复，并粘接在原厂的钛基台上。通常情况下，两颗种植体之间的牙龈乳头要比一侧天然牙的短得多，这也是此类病例的主要特征。

5年后，复查结果显示种植体周围骨水平稳定；但是由于创伤和多次手术软组织出现了一些明显的瘢痕组织遗留。

病例4-24是典型的情况，**两颗缺失前牙处于同一位置**，通常是两颗上颌中切牙。这是一个很大的挑战，其种植修复后的对称性对牙齿、牙桥和种植修复的美观有很大的影响。且随着时间的推移，为了更好地控制菌斑与软组织重塑带来的差异，在这种情况下，建议尽可能用两颗种植体替代两颗缺失的牙齿，而不要使用植入一颗种植体悬臂双单位联冠修复。

由于早年的一次事故，这位患者的两颗上颌中切牙已经无法保留。我们拔除了这两颗中切牙，同时植入两颗种植体（Thommen Medical Element Inicell，4mm），并同期GBR（Bio-Oss和Bio-Gide）。6个月后，进行种植二期手术。

该病例还展示了如何将非螺丝固位作为一种选择，且不会因为粘接剂过量导致种植体周围炎。

必须指出的是，这需要特殊的处理，比螺丝固位的单颗牙冠复杂得多，应该作为例外而不是标准程序。

我们选择了两个原厂的金合金基台，并切割了氧化锆底冠，上部再采用玻璃陶瓷全冠。这样就能为软组织提供完美的支撑。此外，在粘接牙冠时，可以将氧化锆基台冠边缘放在齐龈位置，以实现最佳控制，避免水门汀残留。这一特点是采用这种修复方法的必要前提条件。

二硅酸锂陶瓷内冠和PFM基台上的瓷都经过氢氟酸酸蚀和硅烷化处理，这样就可以用光固化树脂水门汀材料粘接牙冠。通过这种方法，可以完美增加粘接强度和避免水门汀的残留，并获得极佳的边缘质量。

舌侧螺丝通道仅被牙冠的舌侧充填材料薄薄地覆盖。如需要去除种植体牙冠，则可以在不破坏牙冠的情况下轻松打开螺丝通道。但前提条件是种植体轴线的角度要理想，其出口位于舌侧

区域。

这两个病例（病例4-23和病例4-24）显示了更为复杂的重建过程。这些病例也展示医生结合模拟和数字化技术的工作流程。

病例4-25显示了另一种具有挑战性的情况，即上颌牙齿间距较大，两颗中切牙无法保留。有牙周问题。患者希望有一个可持续的解决方案来关闭牙间隙。

牙齿长短、外形要与面部有良好的协调关系，这就需要采用以下方案（最有效的方案）：拔除两颗中切牙，植入两颗种植体（Zimmer Biomet Osseotite，5mm直径；Zimmer Biomet Dental，美国佛罗里达州），并同期进行GBR（Bio-Oss和Bio-Gide）。

在螺丝固位的种植修复体上做了两颗侧切牙悬臂，从而恢复了正常的切牙数量，而且是一种非常好的解决方案，可以避免在创造和谐微笑时进行大量的牙齿矫正。

病例4-26中患者情况复杂：上颌前牙多颗缺失，软硬组织缺损面积大。一般来说，这类病例可适用以下方案：

首先，从远期来看，要恢复所有软硬组织缺损，就必须进行一定的修复、牙周和种植操作，但其技术敏感性较高。这意味着，在制订治疗计划前，就应将牙龈瓷的使用作为一个知情同意的问题加以考虑，并让整个治疗团队参与其中。

其次，这种情况意味着简单方案即可获得良好的修复效果。值得注意的是，种植体的位置应放在理想的三维位置上，种植体的数量也要分布

均匀，以保证种植体的长期稳定性。

此外，从美学和维护的角度来看，组织增量适合于功能和生物方面的需求。术后要使种植体与周围软硬组织有良好的机械和生物结合。因此，大量植骨后的部分吸收也要在可接受范围内，这种吸收是我们不希望发生的（但却经常出现）。从长远来看，牙龈瓷修复可以减少美观问题，降低可能发生种植体周围炎的风险。

这种方法有助于实现美学可预期效果：缺失的软组织用牙龈瓷恢复，使用牙线和牙间刷就能很好地保持口腔卫生，而且清洁通道隐藏在唇部的下方。

本例就是采用这种方法。患者几年前曾遭遇车祸，导致多颗上颌前牙骨折。当时，在剩余的上颌前牙（上颌右侧侧切牙、上颌左侧尖牙、上颌左侧第一前磨牙和第二前磨牙）进行PFM固定桥修复。软组织移植和牙龈瓷弥补了部分骨缺损。经过20年的使用，出现了一些问题：4颗基牙牙冠边缘不密合，牙周状况也不是很好。上颌右侧侧切牙和上颌左侧尖牙的桩核均有松动，固定修复体的基牙出现了唇倾前突。因此，4颗基牙评估牙周治疗预后不是很好，考虑拔除。

治疗计划包括拔除上颌右侧侧切牙、上颌左侧尖牙、上颌左侧第一前磨牙和第二前磨牙，并设计种植修复方案，在理想位置设计（上颌右侧侧切牙、上颌左侧尖牙和前磨牙）植入3颗种植体。选择软组织水平种植体（Thom-men Medical Element Inicell，4mm），上颌右侧中切牙、上颌左侧中切牙及侧切牙修复体边缘位

置加了牙龈瓷，制作了一体式PFM双端悬臂固定桥。根据这个理念（如上所述），清洁通道可以理想地放在隐蔽区域，从而实现最佳的口腔卫生维护。由于基台较小，可以实现较小的清洁通道，在这种情况下有助于保持种植体及修复体的最佳稳定性。

从技术上讲，整个修复过程虽然复杂，需要非常娴熟的牙科技师，但它并不难。这种一体式桥体与软组织种植系统相结合易于拆除，而且在拆除过程中不会有损坏的风险，因为它具有完美的被动就位，由于基台没有任何锥形内部连接，所以不会出现冷焊或楔形效应，螺丝孔也只需用特氟龙胶带和复合树脂材料充填覆盖即可。

病例4-27显示与前一个病例类似的复杂情况，但在这个病例中使用的是氧化锆桥架和粘接钛基台。这是一个涉及数字化技术应用的复杂病例：传统和数字化技术相结合，实现了精确度及可预期的美学效果。由于低位笑线，修复时可以不考虑粉色美学部分。优先考虑的是患者的清洁问题。

为了简化治疗流程，可以使用全数字化方法，并不会影响最终效果。如果口内扫描仪可以用于单颗种植体，并且不需要高精度模型，那么全数字化技术就会非常高效。然而，由于口内扫描仪在扫描多颗种植体时，扫描杆的间距大于扫描仪工作头的范围，因此在这种情况下采用全数字化方法是不可行的。我们需要一种更先进的方法。

另一个重要的考虑因素是，不应将桥架直接

连接（和支撑）到种植体颈部。钛基台需要精确地粘接在氧化锆内冠上进行固定，并将功能负荷分散到种植体中。如果只是直接手工粘接，没有非常坚固和精确的石膏模型，是无法实现这一目标的。要实现这一目标，最精确、高效和直接的方法就是计算机设计与模拟植入，这样就可以实现最终精确的取模。在接下来的工作流程中，将石膏模型进行精确扫描。数字化设计上部修复体及CAD/CAM切割氧化锆，对临床操作步骤有很大帮助。

本病例中的多单位牙桥采用了双层氧化锆桥体，并搭配超薄颊侧饰面瓷改善颜色，实现了修复体强度与美观的最佳结合。

最后，在讨论本章最后一个病例之前，我想说几句话。我们必须认识到，种植修复无疑是一种非常有效的缺牙修复治疗方案。但是，在植入种植体时，医生要承担很大的责任，因为一旦出现并发症，不仅导致骨及软组织的吸收。并在大多数情况下，与非种植修复的方案相比，患者承受的风险更大。最重要的是对于年轻患者来说，如果希望种植体的植入能够长期成功，那么在进行任何种植治疗之前都必须考虑以下3个方面：

（1）什么是最可预期、最可持续的治疗方法？

（2）如何选择最佳的植入系统才能最大限度地降低生物和机械并发症的风险？

（3）如果需要去除种植体，对邻近软硬组织结构可能造成的破坏有多大？

病例4-28是一个很有特点的例子，说明了上述的注意事项。这位年轻患者有一颗畸形的上颌右侧侧切牙，在完成牙齿矫正治疗后因牙周问题，上颌右侧侧切牙出现松动。治疗方案：即刻种植，植入了一颗颈部粗糙、螺纹非常粗大的种植体。这是在另一家诊所以完美无瑕的技术完成的。

然而，植入后不久，颊侧软组织开始萎缩。此外，还出现了种植体周围炎，导致骨质流失。出现种植体周围炎，对于种植体周围炎处理可能没有那么简单，需要取出种植体或者要进行软硬组织的处理。可以预判在美学区种植修复具有挑战性的一种术式，包括后期可能会出现美学区种植修复失败。

在这种情况下，上述3个考虑因素显然都没有得到充分的重视。

推荐阅读

[1] Buser D. Surgical Concepts to Handle Esthetic Failures in Implant Patients. DVD Compendium, ed 1. Berlin: Quintessence Publishing, 2017.

[2] Buser D, Chappuis V, Belser UC, Chen S. Implant placement post extraction in esthetic single tooth sites: when immediate, when early, when late? Periodontol 2000 2017;73:84–102.

[3] Chappuis V, Rahman L, Buser R, Janner SFM, Belser UC, Buser D. Effectiveness of contour augmentation with guided bone regeneration: 10-year results. J Dent Res 2018;97:266–274.

[4] Daftary F, Mahallati R, Bahat O, Sullivan RM. Lifelong craniofacial growth and the implications for osseointegrated implants. Int J Oral Maxillofac Implants 2013;28:163–169.

[5] Gunder U. Implants in the Esthetic Zone: A step-by-step treatment strategy, ed 1. Berlin: Quintessence Publishing, 2016.

[6] Ioannidis A, Heierle L, Hämmerle CHF, Hüsler J, Jung RE, Thoma DS. Prospective randomized controlled clinical study comparing two types of two-piece dental implants supporting fixed reconstructions – results at 5 years of loading. Clin Oral Implants Res 2019;30:1126–1133.

[7] Jemt T, Karouni M, Abitbol J, Zouiten O, Antoun H. A retrospective study on 1592 consecutively performed operations in one private referral clinic. Part II: Peri-implantitis and implant failures. Clin Implant Dent Relat Res 2017;19:413–422.

[8] Jennes ME, Soetebeer M, Beuer F. In vivo full-arch accuracy of intraoral scanners: a narrative review. Int J Comput Dent 2022;25:9–16.

[9] Karlsson K, Derks J, Håkansson J, et al. Technical complications following implant-supported restorative therapy performed in Sweden. Clin Oral Implants Res 2018;29:603–611.

[10] Linkevičius T. Zero Bone Loss Concepts, ed 1. Chicago: Quintessence Publishing, 2019.

[11] Marques S, Ribeiro P, Falcão C, et al. Digital impressions in implant dentistry: a literature review. Int J Environ Res Public Health 2021;18:1020. doi: 10.3390/ijerph18031020.

[12] Nevins M, Wang HL (ed). Implant Therapy: Clinical Approaches and Evidence of Success, ed 2. Chicago: Quintessence Publishing, 2019.

[13] Zhang YJ, Shi JY, Qian SJ, Qiao SC, Lai HC. Accuracy of full-arch digital implant impressions taken using intraoral scanners and related variables: a systematic review. Int J Oral Implantol (Berl) 2021;14:157–179.

[14] Zuhr O, Hürzeler M. Plastic-Esthetic Periodontal and Implant Surgery: The Special DVD Compendium, ed 2. Berlin: Quintessence Publishing, 2016.

病例4-16

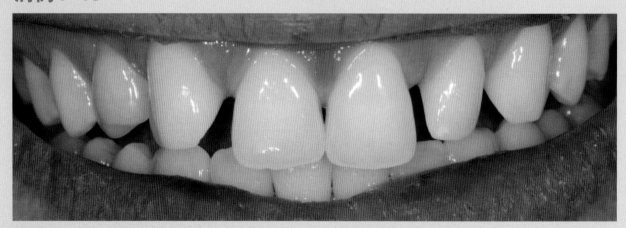

图4-16a 术前：突出的上颌右侧尖牙代替了缺失的侧切牙，上颌右侧乳尖牙代替了恒尖牙。

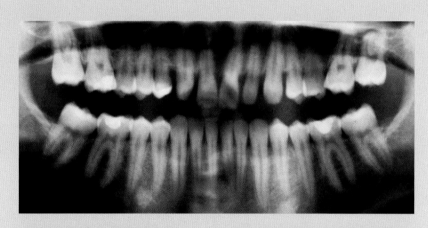

图4-16b 术前曲面断层片：概述。

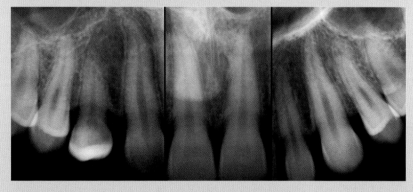

图4-16c 术前X线片：根尖影像的细节展示。

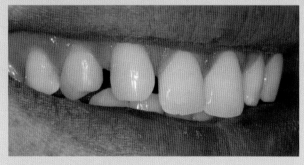

图4-16d 术前：右侧观。

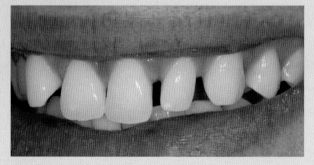

图4-16e 术期：左侧观。

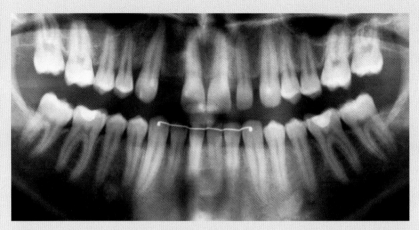

图4-16f 拔除上颌右侧乳尖牙并完成牙齿矫正（将上颌右侧恒尖牙移至拔除后的乳尖牙位置）后的曲面断层影像情况。

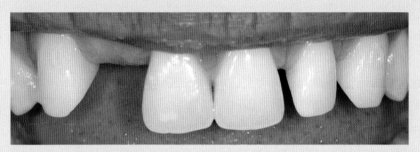

图4-16g 拔除上颌右侧乳尖牙并完成牙齿矫正治疗后的临床情况，其中包括将上颌右侧恒尖牙移至拔除后的上颌右侧乳尖牙位置。

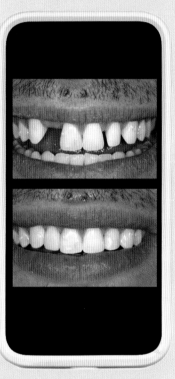

图4-16i 微笑设计。直接使用临时冠树脂材料、照片和视频进行模拟模拟后的照片被发送到患者的手机上，进行医患沟通。

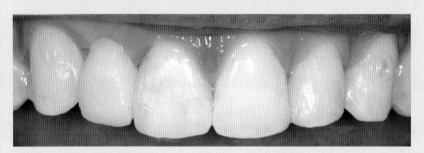

图4-16h 用临时冠复合材料直接制作模型，以评估最终的美学目标。

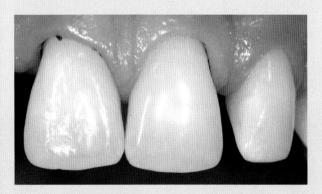

图4-16j 两颗中切牙准备进行复合树脂直接充填。

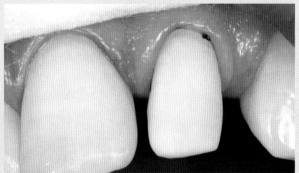

图4-16k 上颌左侧中切牙和上颌左侧尖牙根据设计的形态，进行了树脂直接充填修复改形。

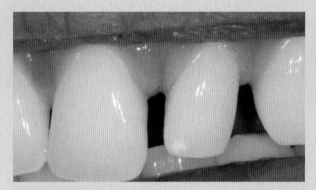

图4-16l 修复体粘接前的左侧前牙。

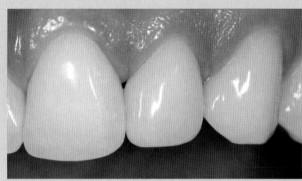

图4-16m 瓷贴面粘接后的左侧前牙。

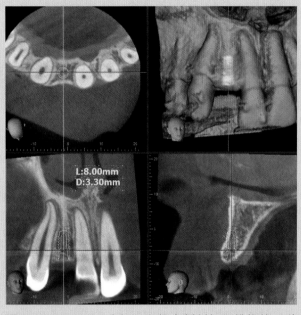

图4-16n CBCT分析，上颌右侧侧切牙模拟植入种植体。

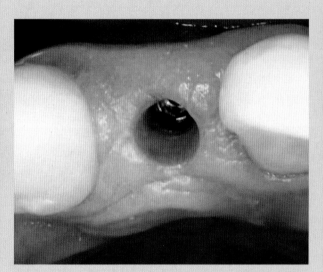

图4-16o 植入种植体（Straumann Bone Level SLActive，3.3mm×10mm），同期进骨增量手术。

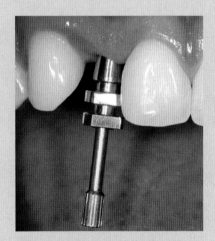

图4-16p 已安装好的转移杆。

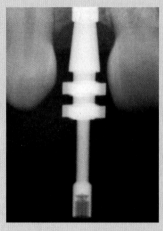

图4-16q X线片确定转移杆已完全就位。

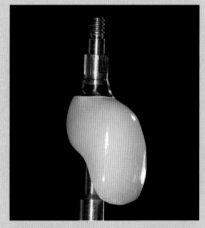

图4-16r 玻璃陶瓷冠粘接在个性化钛基台上，螺丝固位。

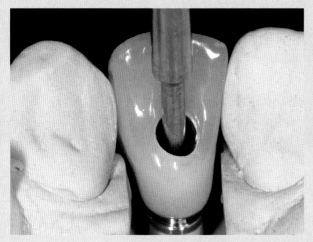

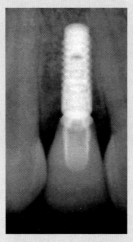

图4-16s 钛基台上的玻璃陶瓷全冠，舌侧螺丝孔位置非常理想。

图4-16t 戴入最终牙冠的X线片。螺丝孔位置用特氟龙带和复合树脂材料封闭螺丝孔位。

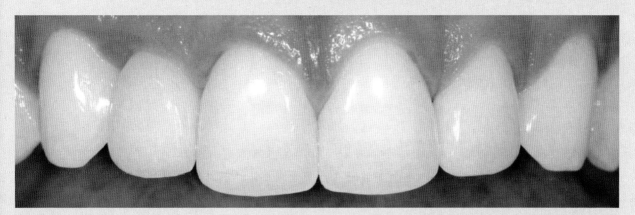

图4-16u 修复后的照片。

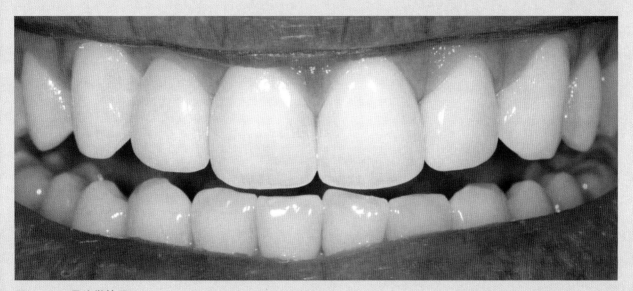

图4-16v 最终微笑照。

病例4-17

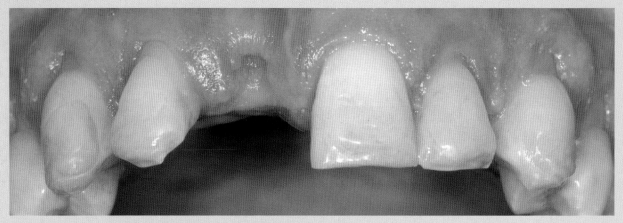

图4-17a 术前。上颌右侧中切牙缺失，切牙形状和颜色不佳。

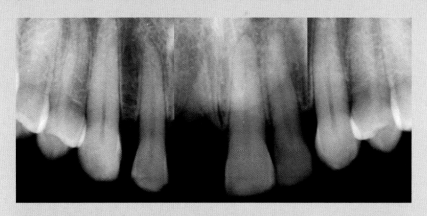

图4-17b 上颌右侧中切牙牙槽窝X线片可见残留的牙根碎片。

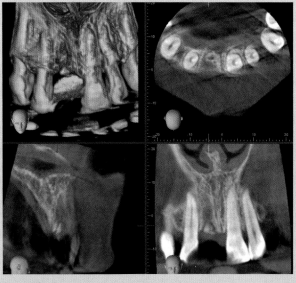

图4-17c 上颌右侧中切牙部位的CBCT分析。

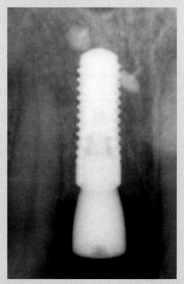

图4-17d 种植体植入（Straumann Bone Level SLActive，4.1mm × 12mm），同时进行了骨增量手术（Bio-Oss和Bio-Gide）。

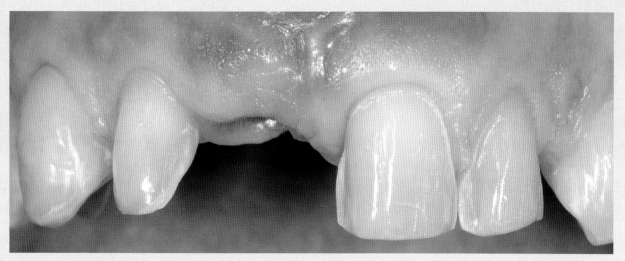

图4-17e 3颗上颌切牙进行了贴面的牙体预备。

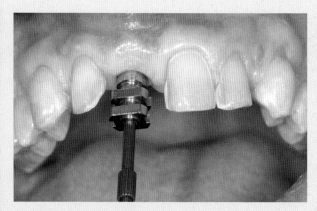

图4-17f 种植体上的转移杆显示了种植体的三维位置。

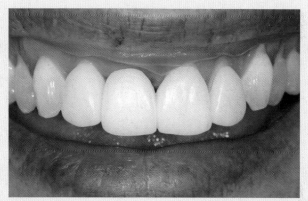

图4-17g 临时修复体,用于分析最终修复体大小与形状。

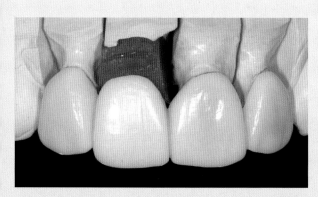

图4-17h 复制临时冠修复体外形转换为最终的玻璃陶瓷修复体。

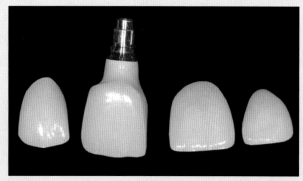

图4-17i 最终玻璃陶瓷修复体(IPS e.max;义获嘉伟瓦登特公司,沙恩,列支敦士登)。

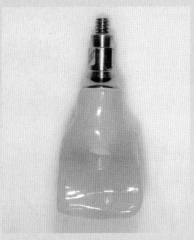

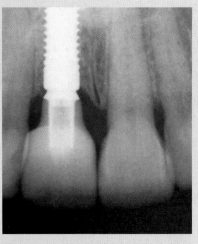

图4-17j　与钛基台粘接的最终玻璃陶瓷冠，舌侧螺丝孔位置理想。

图4-17k　最终的种植修复体：螺丝固位的玻璃陶瓷冠。

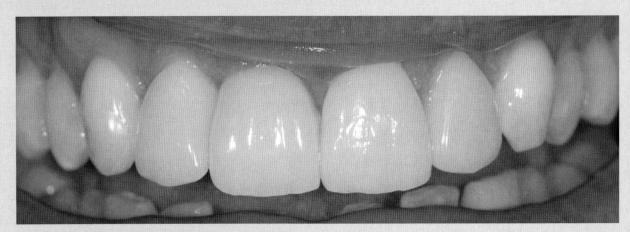

图4-17l　戴入所有修复体的最终照片。

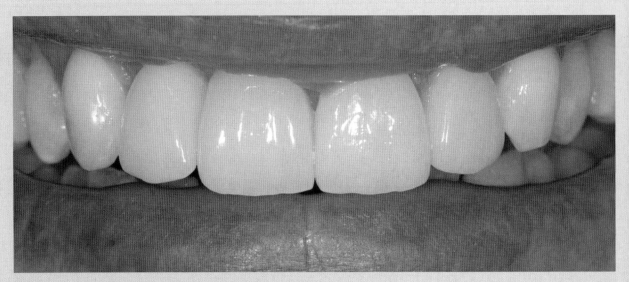

图4-17m　最终微笑照。

病例4-18

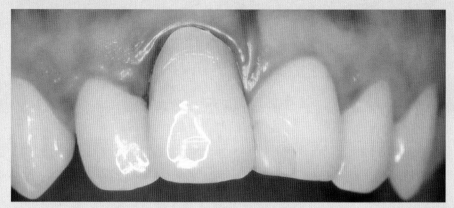

图4-18a 术前：上颌右侧中切牙在几年前的一次事故后发生外伤，牙冠伸长，上颌右侧尖牙和上颌右侧侧切牙之间存在间隙。

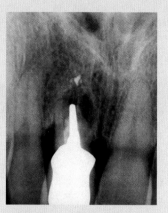

图4-18b 上颌右侧中切牙外伤导致牙根吸收X线片。

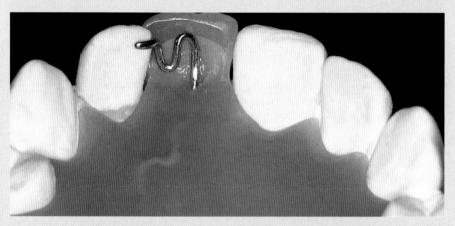

图4-18c 用简单的活动义齿临时修复缺失的中切牙，并在舌侧基托上加了一个小的内部推簧，使上颌右侧侧切牙推向远中，关闭上颌右侧侧切牙与尖牙之间的间隙。

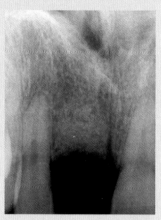

图4-18d 右侧中切牙拔除和牙槽嵴保存术X线片。

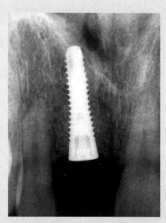

图4-18e 植入种植体的X线片（Thommen Medical Contact，4.2mm）。

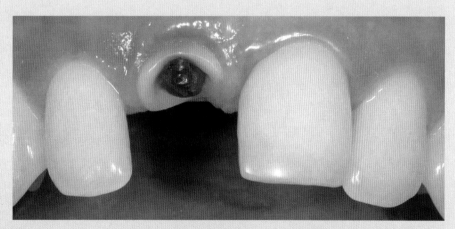

图4-18f 用个性化愈合基台维持软组织轮廓。

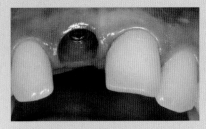

图4-18g 通过临时修复体对软组织形态完成调整，就可以进行种植修复取模。

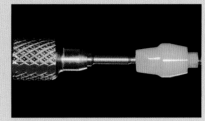

图4-18h 较小的基台螺丝孔直径，确保氧化锆基台有足够的厚度，从而提供良好的器械强度。

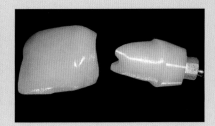

图4-18i 在氧化锆基台上口外粘接螺丝固位的玻璃陶瓷牙冠。

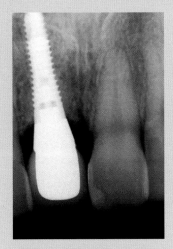

图4-18j 最终X线片。

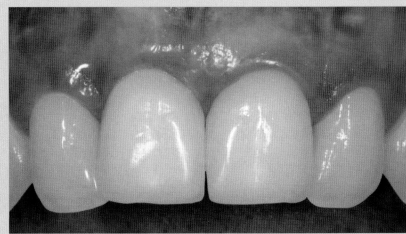

图4-18k 最终修复完成后的照片。

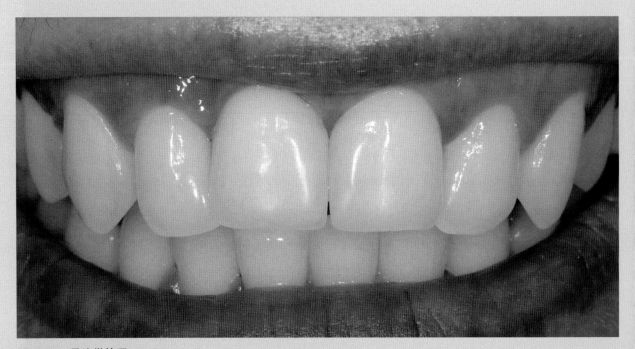

图4-18l 最终微笑照。

病例4-19

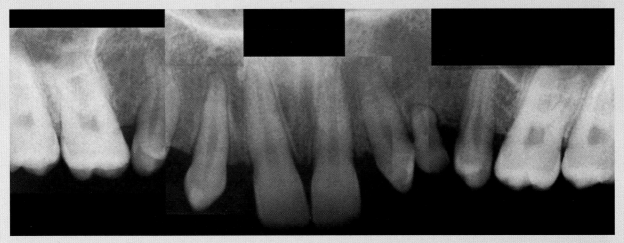

图4-19a 术前X线片。上颌第一前磨牙和侧切牙缺失，上颌左侧乳尖牙滞留。直接用修复体关闭缺失牙的间隙无法实现正常牙齿比例，需要进行牙齿矫正治疗，调整修复间隙。

图4-19b 牙齿矫正治疗调整间隙后的情况：上颌第二前磨牙和磨牙之间的间隙已关闭。拔除左侧的滞留乳尖牙后，在上颌缺失的双侧第一前磨牙位置分别植入两颗种植体。上颌尖牙形状不佳，采用部分贴面带粘接桥的修复方式，来恢复正常的尖牙形态及上颌缺失的侧切牙。

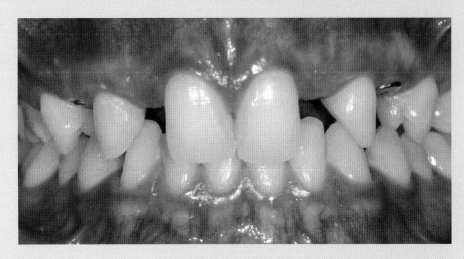

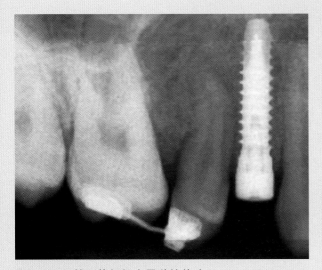

图4-19c 植入软组织水平种植体（Thommen Medical Element Inicell，3.5mm）。

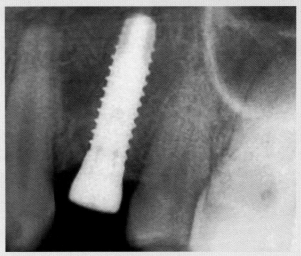

图4-19d 植入软组织水平种植体（Thommen Medical Element Inicell，4mm）。

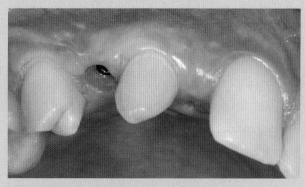

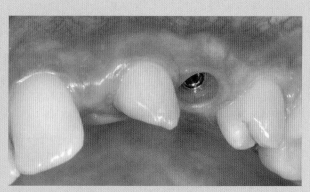

图4-19e　显微镜下进行上颌右侧尖牙颊侧及舌侧的部分贴面牙体预备，设计为颊舌侧联合翼的粘接桥，旋出右侧第一前磨牙的愈合基台。

图4-19f　显微镜下进行上颌左侧尖牙颊侧及舌侧的部分贴面牙体预备，设计为颊舌侧联合翼的粘接桥，旋出左侧第一前磨牙的愈合基台。

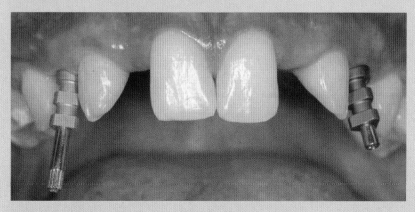

图4-19g　上颌第一前磨牙分别旋入转移杆进行开窗取模。

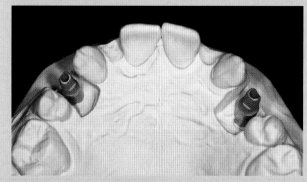

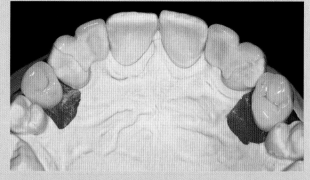

图4-19h　基台进行研磨后。

图4-19i　钛基台上的PFM牙冠。尖牙制作了玻璃陶瓷粘接桥。

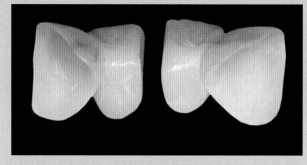

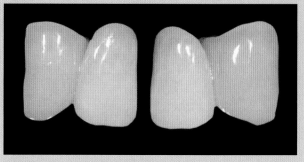

图4-19j　玻璃陶瓷粘接桥。

图4-19k　玻璃陶瓷粘接桥：颊侧照片，颊舌侧延伸的翼。

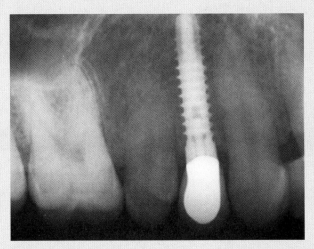

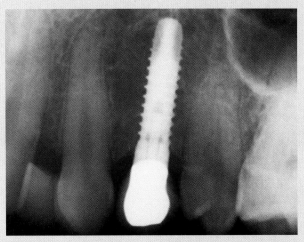

图4-19l 种植体（Thommen Medical Element Inicell，3.5mm）修复，粘接桥修复（右侧）：种植8年后X线片。

图4-19m 种植体（Thommen Medical Element Inicell，4mm）修复，粘接桥修复（左侧）：种植8年后X线片。

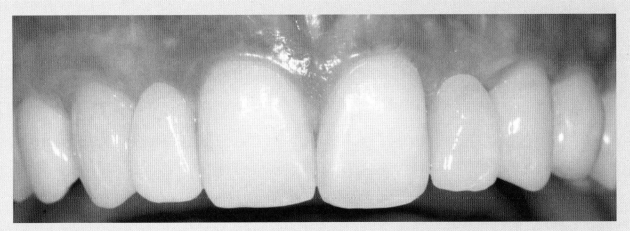

图4-19n 最终口内照。

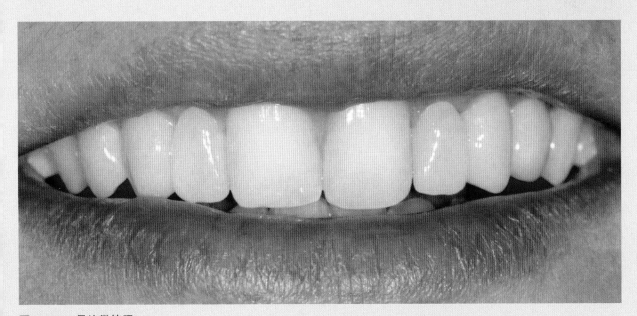

图4-19o 最终微笑照。

病例4-20

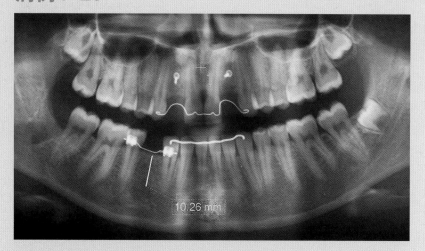

图4-20a 术前曲面断层片。上颌侧切牙和下颌右侧第二前磨牙缺失。先进行牙齿矫正治疗打开间隙后的情况。

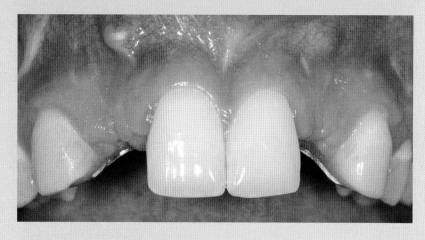

图4-20b 两颗上颌侧切牙GBR采用自体骨植骨后的临床情况。牙齿矫正治疗后恢复了修复间隙，最好选择种植修复方案。

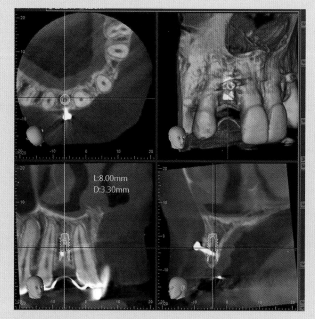

图4-20c 对上颌右侧侧切牙进行CBCT扫描，CBCT上模拟种植体的三维位置。

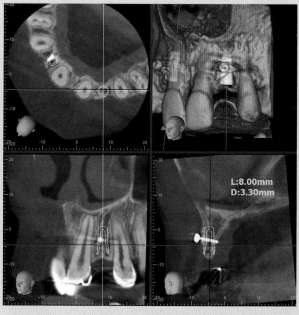

图4-20d 对上颌左侧侧切牙进行CBCT扫描，CBCT上模拟种植体的三维位置。

图4-20e和f 植入软组织水平种植体（Thommen Medical Element Inicell，3.5mm）。

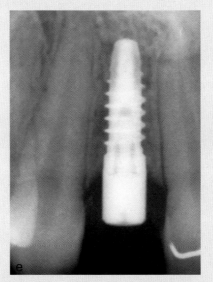

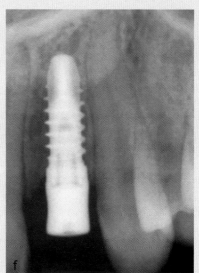

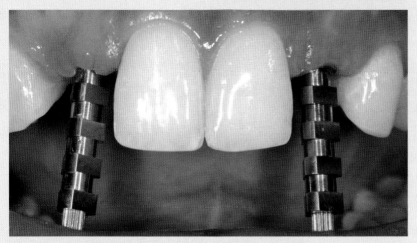

图4-20g 种植体植入3个月后，旋入愈合帽选择开窗取模。

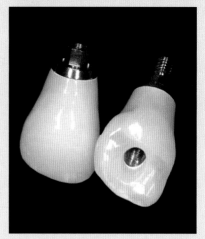

图4-20h 与钛基台粘接的上颌侧切牙玻璃陶瓷螺丝固位种植冠。

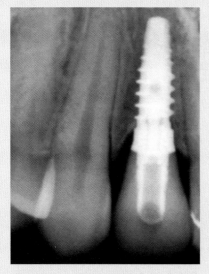

图4-20i 种植上部修复体完全就位：右侧。

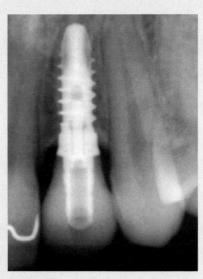

图4-20j 种植上部修复体完全就位：左侧。

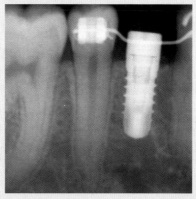

图4-20k 植入软组织水平种植体（Thommen Medical Element Inicell，4mm）。

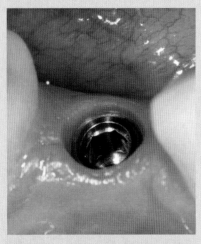

图4-20l　健康的种植体周围的软组织：旋出愈合基台。

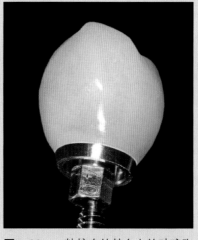

图4-20m　粘接在钛基台上的玻璃陶瓷螺丝固位种植修复体。

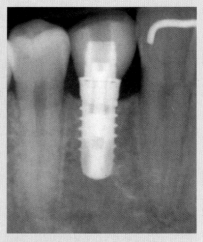

图4-20n　种植1年后的X线片。

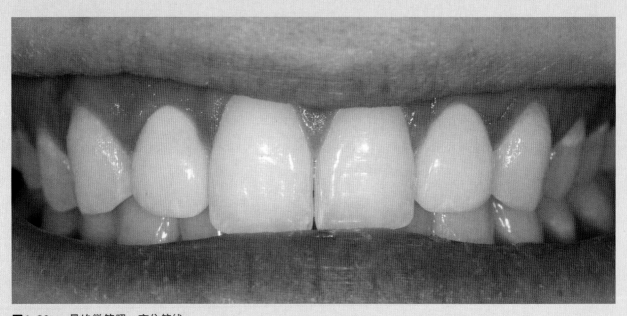

图4-20o　最终微笑照：高位笑线。

病例4-21

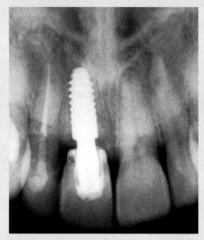

图4-21a 术前X线片。上颌右侧侧切牙根折，上颌右侧中切牙种植体显示骨结合不良。

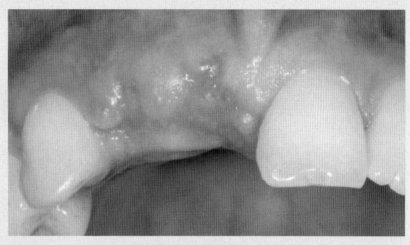

图4-21b 上颌右侧侧切牙根折和中切牙松动的种植体被拔除，同时进行骨增量。

图4-21c 6个月后植入新的软组织水平种植体。

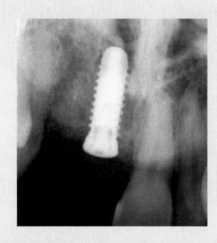 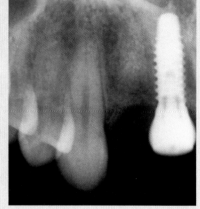

图4-21d 软组织水平种植体的X线片。种植二期手术选择较宽愈合基台4周后。

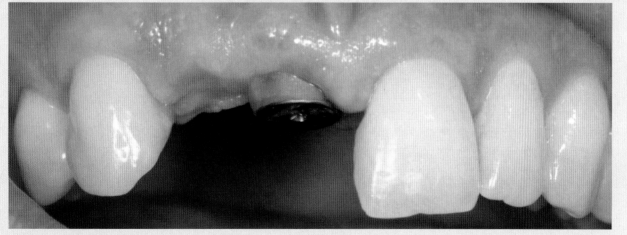

图4-21e 软组织水平种植体（Thommen Medical Element Inicell，4.5mm），旋出愈合基台采用流体树脂制作改良愈合帽，再次扩大软组织。

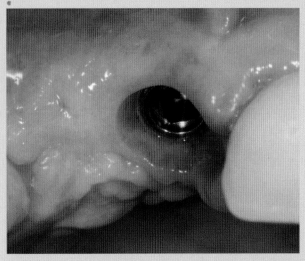

图4-21f 旋出改良型的愈合基台，显示了良好的穿龈轮廓。

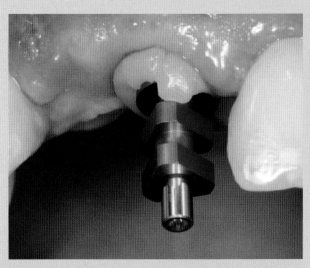

图4-21g 个性化转移杆可将种植体周围软组织轮廓完美地转移到石膏模型上。

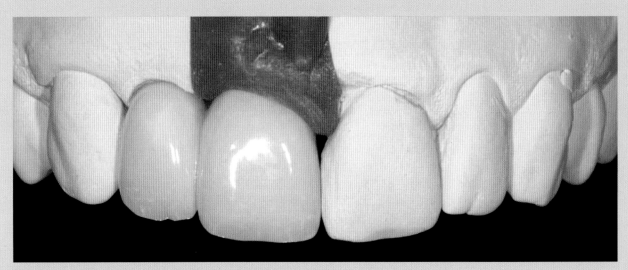

图4-21h 石膏模型上，种植上部修复：PFM悬臂桥。

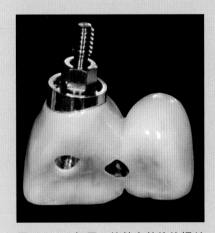

图4-21i 与原厂钛基台粘接的螺丝固位PFM桥。

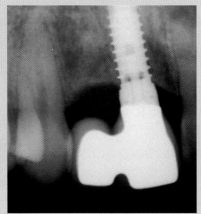

图4-21j 最终X线片。

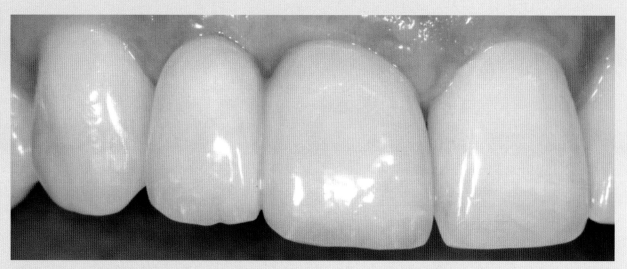

图4-21k　种植修复体与软组织结合良好。

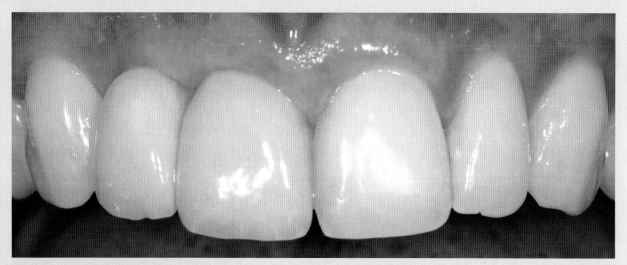

图4-21l　侧切牙位置的牙龈乳头高度不对称。

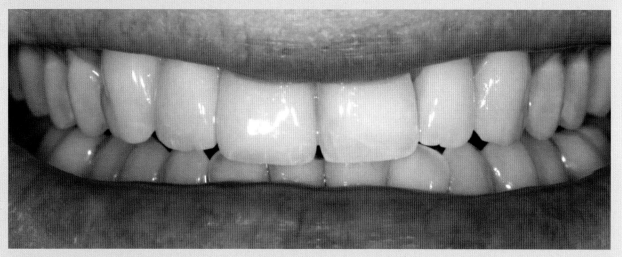

图4-21m　最终微笑照：低位笑线。

病例4-22

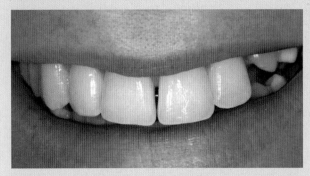

图4-22a 术前微笑照。上颌左侧尖牙缺失，上颌左侧前磨牙过短。上颌左侧第一前磨牙和上颌左侧侧切牙之间的间隙几乎闭合。

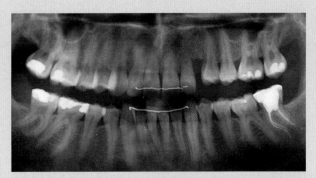

图4-22b 完成第一阶段牙齿矫正治疗后的曲面断层片。上颌左侧侧切牙的牙根吸收很明显，计划拔除上颌左侧侧切牙。

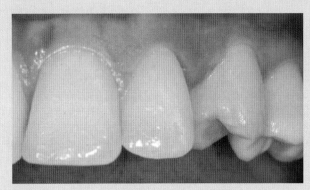

图4-22c 口内检查上颌左侧侧切牙松动Ⅲ度。

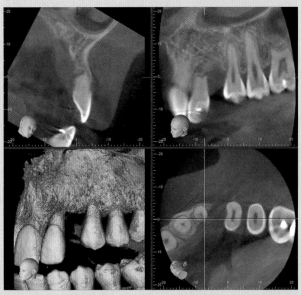

图4-22d CBCT显示上颌左侧侧切牙的牙根吸收至根颈部1/3，无法保留。

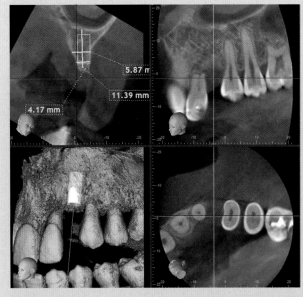

图4-22e CBCT分析上颌左侧尖牙位置植入种植体同期进行骨增量手术。

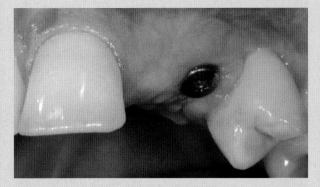

图4-22f 软硬组织增量和种植后的情况，恢复了正常的软硬组织轮廓。

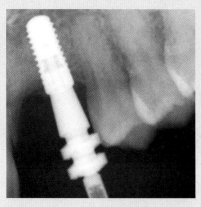

图4-22g　植入种植体的X线片（Straumann水平，4.1mm）。

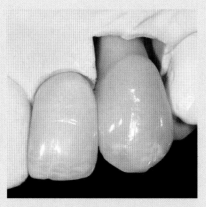

图4-22h　种植上部修复选择一体式PFM悬臂桥：颊侧照。

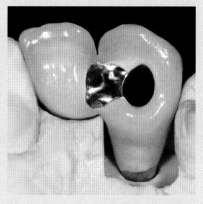

图4-22i　带有螺丝通道的一体式PFM悬臂桥：腭部照。

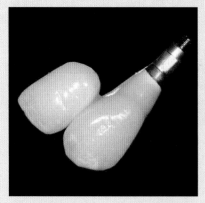

图4-22j　种植上部修复一体式PFM悬臂桥金合金底冠，螺丝固位修复体。

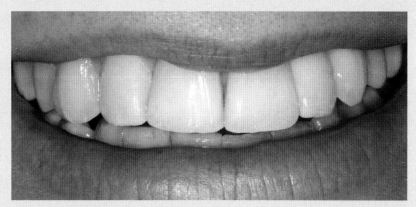

图4-22k　最终微笑照。

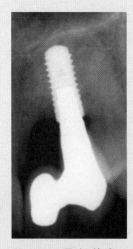

图4-22l　最终X线片。

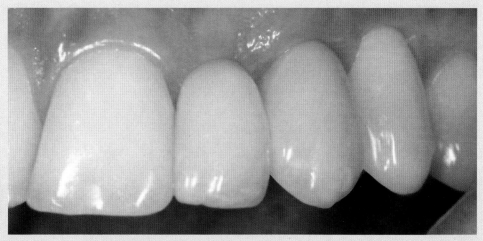

图4-22m　最终修复完成后口内照。

病例4-23

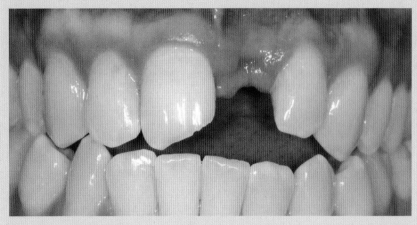

图4-23a 术前口内照。上颌右侧中切牙切缘牙体缺损，上颌左侧中切牙缺失，牙槽嵴狭窄，软组织欠佳。

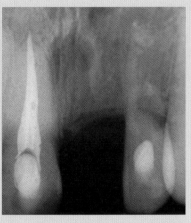

图4-23b 术前X线片。上颌右侧中切牙根管内可见根充物示超填，上颌左侧侧切牙可见根折，牙根吸收，上颌左侧中切牙缺失。

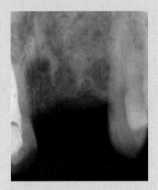

图4-23c 拔除上颌左侧侧切牙并进行骨增量。

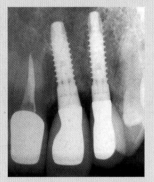

图4-23d 植入两颗种植体（Thommen Medical Element Inicell，4mm和3.5mm），并安装全冠。

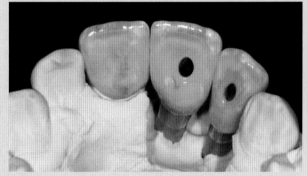

图4-23e 上颌右侧中切牙玻璃陶瓷全冠，上颌左侧中切牙、侧切牙的个性化钛基台与种植体上部PFM全冠修复体。

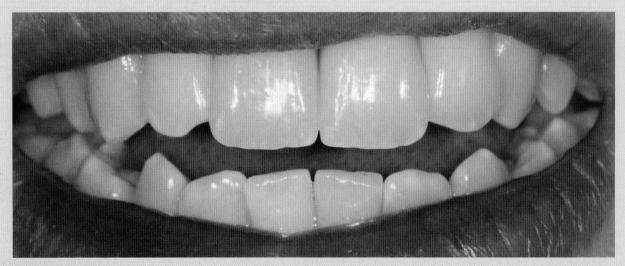

图4-23f 最终微笑照。

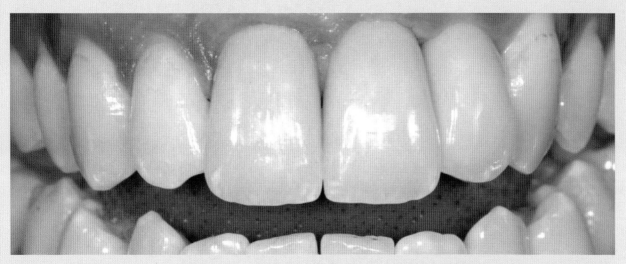

图4-23g 最终修复完成后照片：通常情况下，连续植入两颗种植体之间的牙龈乳头高度会降低，这在大多数病例中都是可以预料到的。

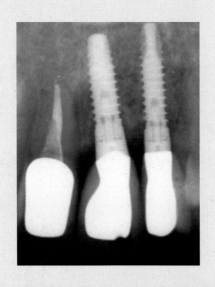

图4-23h 5年后复查X线片显示种植体（Thommen Medical Element Inicell，4mm和3.5mm）周围的骨量稳定。

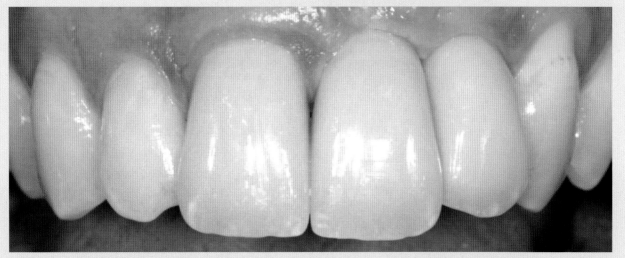

图4-23i 5年后的临床复查照片软组织较稳定，但由于创伤和多次手术，瘢痕组织遗留。

病例4-24

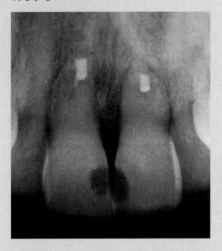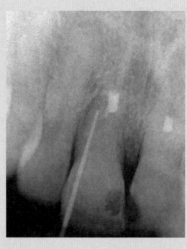

图4-24a 上颌中切牙牙根吸收并有深牙周袋。

图4-24b 两颗上颌中切牙外伤。

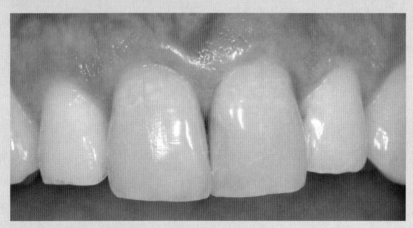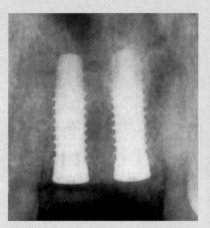

图4-24c 两颗上颌中切牙都有明显的牙体变色。

图4-24d 拔除两颗中切牙，植入两颗软组织水平种植体（Thommen Medical Element Inicell，4mm×2mm），同期进行了软硬组织增量手术。

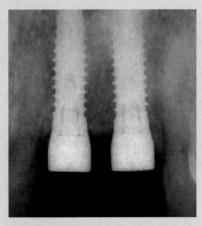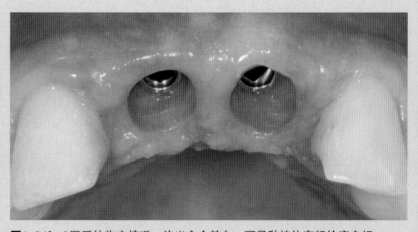

图4-24e 种植6个月后的X线片。进行种植二期手术确定愈合基台就位，牙龈形成器已就位。

图4-24f 8周后的临床情况。旋出愈合基台，可见种植体穿龈轮廓良好。

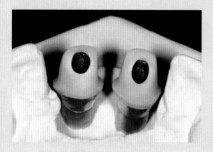

图4-24g 钛基台与氧化锆基台。

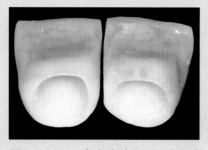

图4-24h 玻璃陶瓷冠（二硅酸锂）：舌侧照。

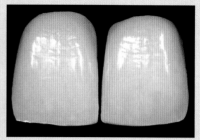

图4-24i 玻璃陶瓷冠（二硅酸锂）：颊侧照。

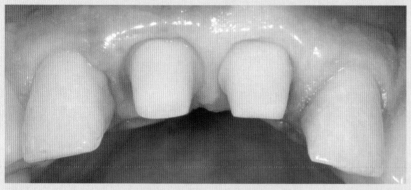

图4-24j 已就位的氧化锆基台边缘设计位于龈下较浅的区域，以便在粘接牙冠时避免水门汀无法清除。

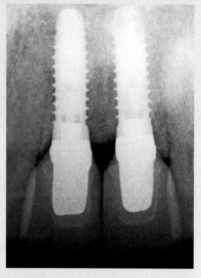

图4-24k 最终X线片。

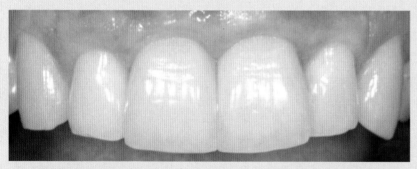

图4-24l 最终修复完成后的照片。

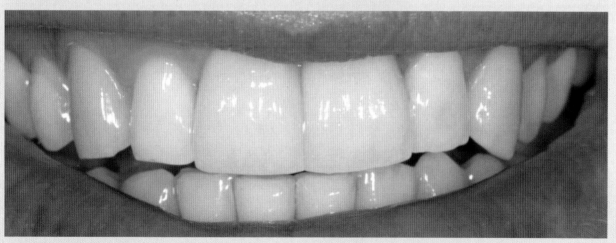

图4-24m 最终微笑照。

病例4-25

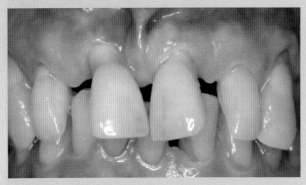

图4-25a 术前口内照：两颗上颌中切牙均有牙周病，上颌侧切牙和中切牙之间存在间隙。患者对自己现在的牙齿不太满意。

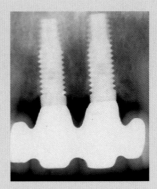

图4-25b 中切牙选择两颗种植修复。

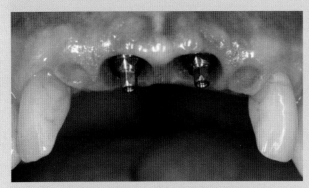

图4-25c 基台就位。

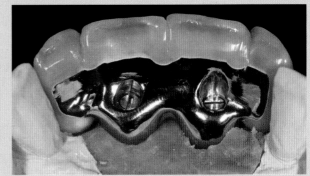

图4-25d 带有两个侧切牙悬臂牙桥的螺丝固位PFM桥。

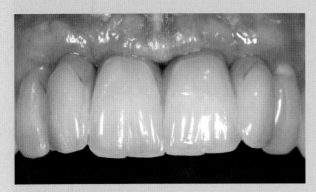

图4-25e 最终修复完成后的照片：中切牙稍加宽，使修复牙齿的比例更加协调。

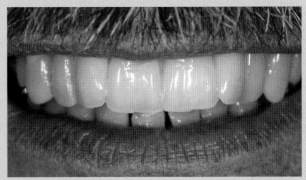

图4-25f 最终微笑照。

病例4-26

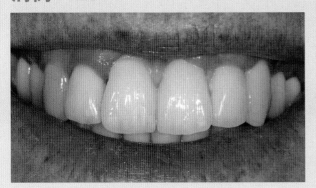

图4-26a　上颌前牙多颗PFM牙桥口内照。

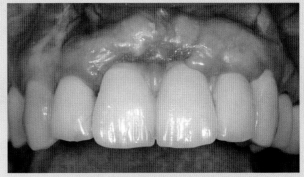

图4-26b　由于几年前的一次事故，缺牙区的大部分牙龈已经用软组织移植和牙龈瓷进行了修复。

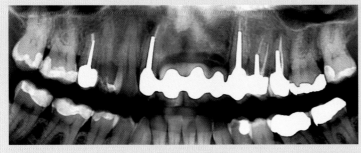

图4-26c　曲面断层片：4颗基牙都有裂缝，牙周状况不是很好，上颌右侧侧切牙和上颌左侧尖牙桩核及牙冠已松动，除上颌左侧尖牙外，前磨牙桩核已侧穿，计划拔除。

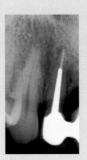

图4-26d　上颌右侧侧切牙X线片。

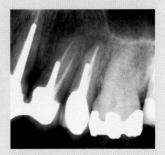

图4-26e　左侧尖牙和前磨牙X线片。

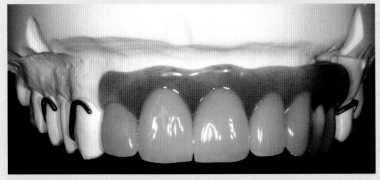

图4-26f　拔除上颌右侧侧切牙、上颌左侧尖牙及前磨牙，术前制作临时RPD。

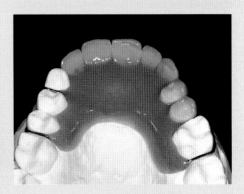

图4-26g　局部义齿的舌侧基托进行延长加宽，以避免在创口愈合期出现断裂。

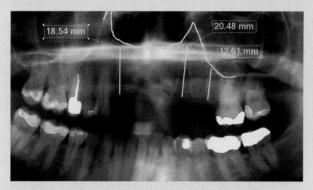

图4-26h 拔牙后的X线片显示首选种植体位置分析。

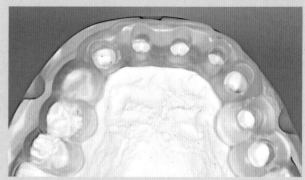

图4-26i 用于植入种植体的手术导板。

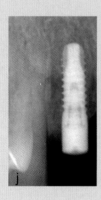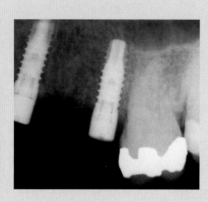

图4-26j 上颌右侧侧切牙种植体。

图4-26k 上颌左侧尖牙和第二前磨牙种植体。

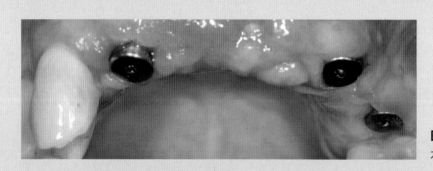

图4-26l 3个月后进行种植二期手术，旋入愈合基台。

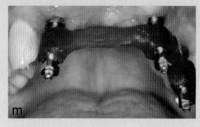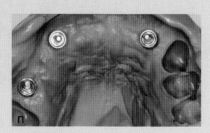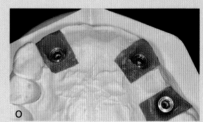

图4-26m～o 印模过程中用树脂条固定种植体转移杆，以达到最高精度。非锥度内连接平台的种植体，连桥可避免修复过程中产生应力，为了减小误差选择开窗式取模。

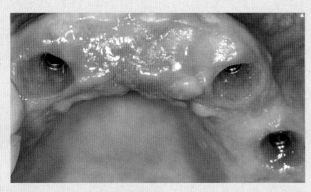

图4-26p 拆下临时种植修复体，可见种植体周围软硬组织健康。

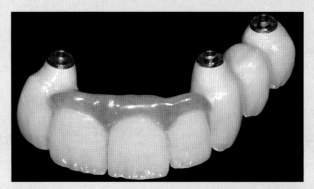

图4-26q 带金属底冠和钛基台的临时固定桥，用丙烯酸树脂冠。

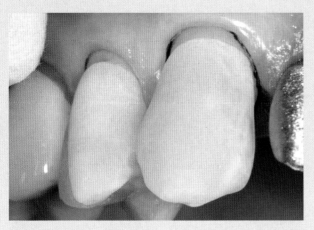

图4-26r 进行上颌右侧第一前磨牙和尖牙的贴面牙体预备。

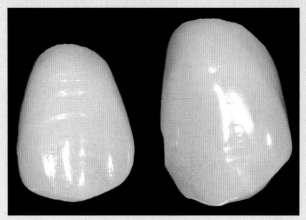

图4-26s 上颌右侧第一前磨牙和尖牙烧结的长石质薄瓷贴面修复体。

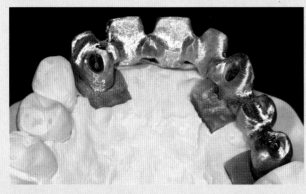

图4-26t 采用了铸造合金的黄金桥架，舌侧连接体位置进行加厚，防止机械并发症。

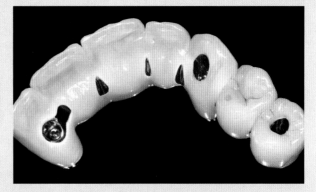

图4-26u 完成了一体式螺丝固位PFM牙桥，螺丝孔位置理想。该系统的原基台螺丝较小，可以通过较小的螺丝进入通道，最大限度地减少对瓷的削弱作用，并可以简单地拆除桥体。

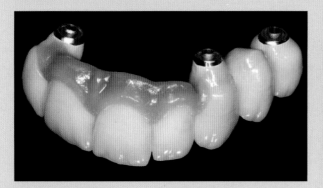

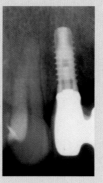

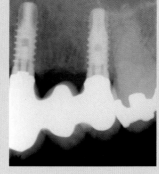

图4-26v　在缺失牙部位加了粉色的牙龈瓷。

图4-26w和x　X线片显示：一体式PFM牙桥，注意与种植体的平面连接已完全就位。

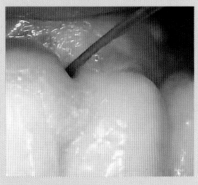

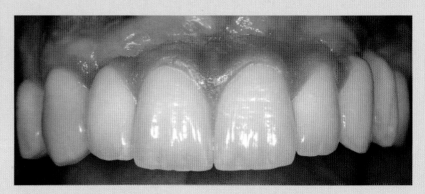

图4-26y　使用超级牙线清洁卫生通道，高度抛光的陶瓷表面可最大限度地减少菌斑的堆积（因此，这部分不应使用复合树脂材料），必须先用临时固定桥评估最终修复体清洁通道问题。由于是低笑线，微笑时不暴露软组织。

图4-26z　最终修复完成后照片：从正面看，清洁通道被隐藏。

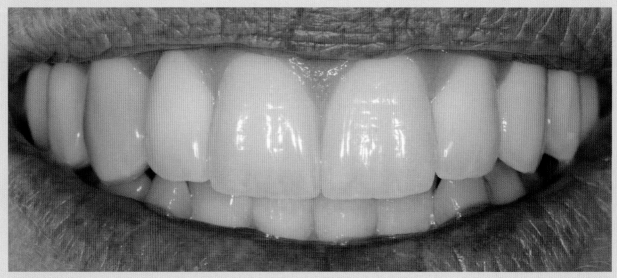

图4-26aa　最终微笑照。由于垂直骨增量难度系数较高，故采用了"少即是多"的理念，卫生清洁通道位置被嘴唇很好地隐藏起来。

病例4-27

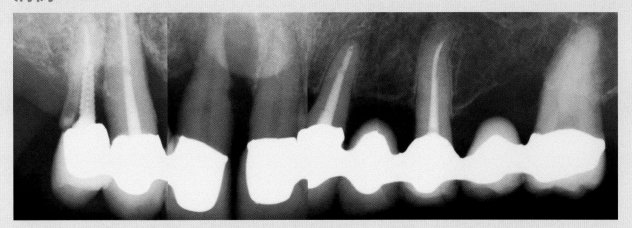

图4-27a　术前X线片：由于严重的牙周问题，且右侧前磨牙和右侧中切牙根折，上颌右侧的PFM桥需要更换。

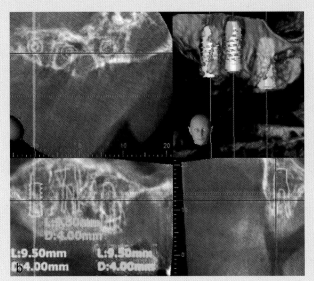

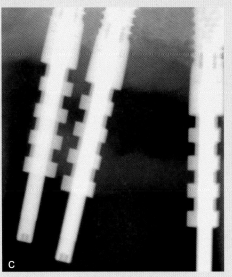

图4-27b和c　使用CBCT进行模拟种植体三维位置，治疗方案包括拔除上颌右侧前磨牙和右侧中切牙，并在上颌右侧侧切牙和右侧前磨牙的位置植入3颗种植体（Thommen Medical Element Inicell，4mm）。

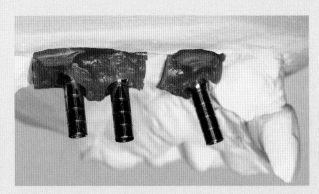

图4-27d　放置了足够长度3个钛基台，使氧化锆上部结构达到最佳固位。

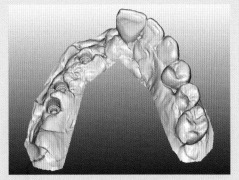

图4-27e　扫描获取种植体穿出位置进行数字化设计CAD/CAM制作最终的修复模型。

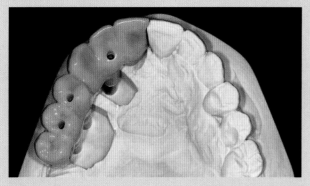

图4-27f CAD/CAM树脂修复体，用于评估美学以及功能和咬合检查。

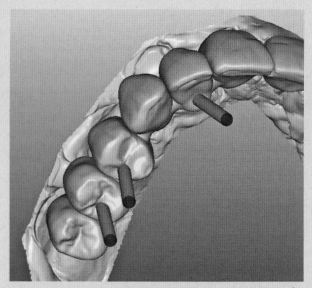

图4-27g 理想的种植体穿出位置及螺丝通道。

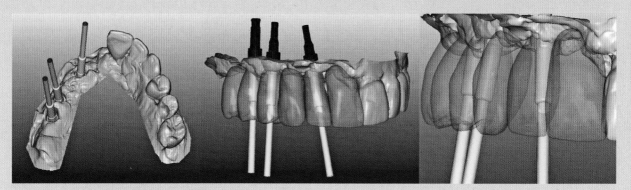

图4-27h 对树脂临时修复体模型扫描重叠数据，并用CAD/CAM设计及制作最终桥架。

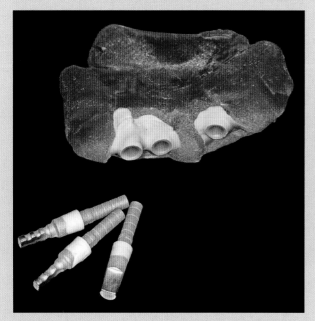

图4-27i 准备粘接剂粘接的钛基台和桥架。使用Rocatec Plus（3M ESPE）喷砂。

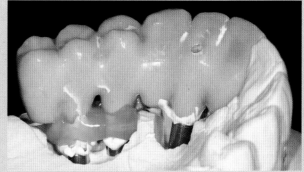

图4-27j 使用帕娜碧亚V5遮色水门汀（可乐丽菲露，日本东京）在钛基台上粘接氧化锆桥架。

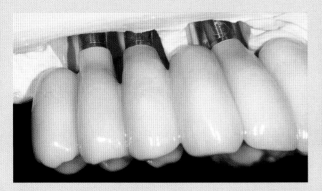

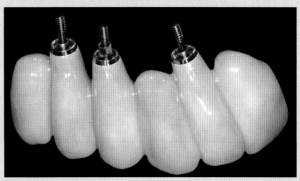

图4-27k　最终的氧化锆固定桥（FPD）打磨和抛光。使用的是种植体（Thommen Medical）的原厂基台。用基台螺丝将修复体直接固定在种植体上。双层氧化锆桥架（Prettau 2 Dispersive）。

图4-27l　带粘接钛基台的最终氧化锆固定桥（FPD）。种植体使用两个非抗旋基台，第一前磨牙使用一个六角抗旋基台，以便口内安装。颊侧使用饰面瓷进行染色，以改善颜色外观。

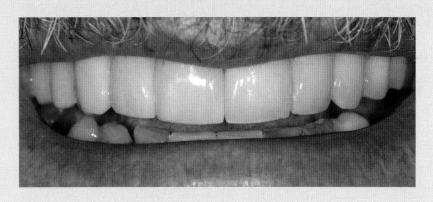

图4-27m　最终修复完成后的微笑照：低位笑线。

病例4-28

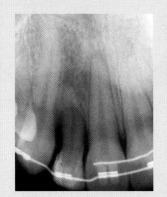

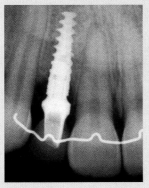

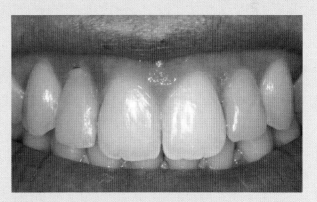

图4-28a　患有畸形上颌右侧侧切牙的年轻患者，在完成牙齿矫正治疗后出现了牙周问题。

图4-28b　在另一家诊所植入了颈部粗糙、螺纹非常粗大的种植体。种植体周围发生了炎症，导致种植体周围和尖牙中间的骨吸收。

图4-28c　植入后不久，颊侧软组织开始退缩，暴露了金属基台，可能会导致该种植体的移除。美学区种植对临床技术敏感超级高，如操作不当出现美观失败的风险很高。

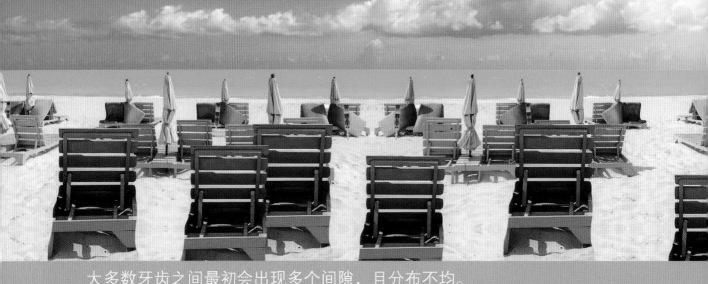

大多数牙齿之间最初会出现多个间隙，且分布不均。

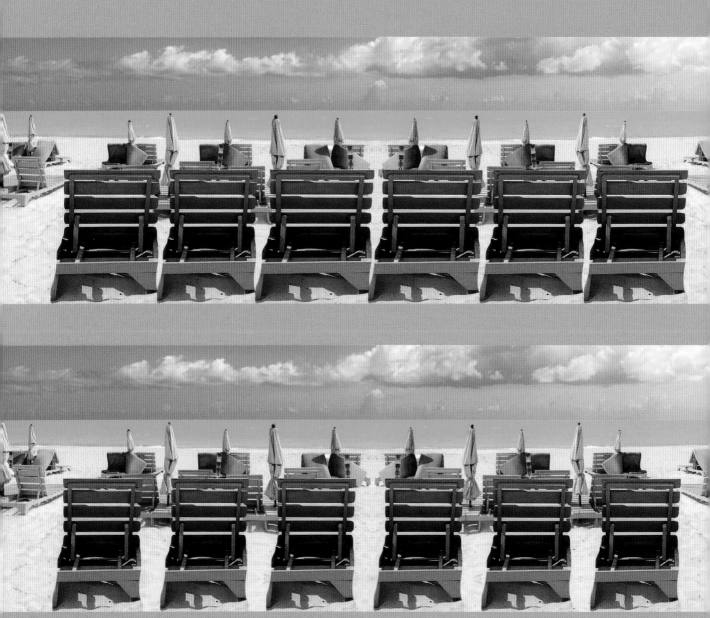

通过复合树脂材料直接充填或瓷贴面修复缝隙。

4.3

间隙分配与修复
Gap distribution and restorative
compensation

间隙分配和修复意味着出于美观的考虑，需要使用复合树脂材料、贴面或全冠对牙齿进行修复性重建。很多时候，上颌侧切牙的尺寸相对于其他牙齿来说太小，也可能所有前牙相对于牙弓的尺寸都过小。在这种情况下，如果仅仅通过牙齿矫正手段关闭间隙会导致整体外观不协调，因为牙弓的尺寸最终会过短和过窄，这将导致面下1/3的构成和比例不协调。此外，如果天然牙冠过于狭窄，关闭间隙将导致齿间牙槽骨间隔非常窄和相应的牙龈乳头也非常小，这反过来又会导致对牙周感染的抵抗力降低和随后的骨丧失的高风险。

根据第2章讨论的治疗计划的一般规则，应该始终按照所有牙齿的理想形状、尺寸和位置进行规划。因此，牙齿矫正规划必须根据理想的牙冠宽度与期望达到的牙弓尺寸之间的关系，以及前牙牙根之间的理想距离，来确定（过小）牙齿的位置。

本章的这一部分将特别强调复合树脂材料直接充填修复的一些细节。对更多临床医生来说，间接修复似乎更有吸引力，因为它所需的技能似乎更少。但是，如果想要达到高质量的治疗水平，其对技术的要求也并不低。很多时候，间接修复会导致不必要的过多牙体组织去除。事实上，间接修复总是需要复合树脂的粘接和间接技术相结合，所需的技术水平几乎与树脂直接充填修复相同。不过，间接技术更容易保证对更大面积修复体的形状、功能和颜色的整体控制。因此，掌握复合树脂直接充填修复技术，并在可行的情况下加以应用是非常重要的。

病例4-29是一个典型的简单病例，说明了**复合树脂**直接充填修复间隙的原理。患者的下颌前牙非常小。她不希望在4颗非常窄的下颌切牙之间再增加一颗粘接桥作为第5颗前牙。因此，通过牙齿矫正将下颌左侧中切牙移到一个有利位置，以增大3颗下颌切牙的临床牙冠。为了测试咬合情况和整体美观，我们进行了直接模拟修复。除了对两颗中切牙和左侧侧切牙的牙冠进行局部增大外，还对两颗中切牙的切缘进行了轻微加长，以达到更好的比例，并改善与下唇的协调性。切缘形态进行调磨，以获得更"轻薄"的外观。

采用双层技术（A1牙体色和A1牙釉质色）完成充填。

病例4-30中的患者是一位年轻的专业古典歌手。她的所有上颌前牙之间都有缝隙。与理想的上颌牙弓尺寸相比，她的牙齿整体过小。通过牙齿矫正使每颗牙齿的位置得到微调后，对其进行了直接模拟修复，以测试修复后的牙齿外观和对歌唱表演的影响。在证明效果良好后，将其转化为正式修复体。

与上一个病例（病例4-29）一样，使用了高抛光性能的纳米复合树脂材料（Filtek Supreme XTE），并采用双层技术（A1牙体色和A1牙釉质色）。

由于以下3个原因，通过贴面进行重建的方案被否决了：

（1）患者的年龄（19岁）和牙齿的颜色都很美观，不需要进行全口唇颊侧贴面修复。

（2）如果治疗导致患者的发声效果受到影响，则有可能进行再次干预，甚至可能进行无损的完全拆除。

（3）与陶瓷贴面相比，复合树脂直接充填修复的成本效益更高。

病例4-31是上颌侧切牙为典型过小圆锥形

的一个简单但有指导意义的病例。起初，这位年轻患者的单侧侧切牙呈圆锥形，这是一种常见的情况，可以通过复合树脂直接充填修复技术进行形态纠正。

这个病例可以帮助临床医生理解上颌圆锥形侧切牙在牙齿矫正时，其位置如何确定。这对于最终外形的美观和牙乳头的维护至关重要，以避免出现牙间隙（"黑三角"）。此外，了解如何为上颌侧切牙雕刻出和谐而又有特色的形态可能也会有所帮助。

理想情况下，两颗中切牙的宽度应该始终对称，而两颗侧切牙的宽度可能会有所不同。唯一的要求就是线角要在同一位置。而测量出的总宽度对于美学效果来说并不那么重要。

病例4-32展示了一个复杂病例操作流程，在这个病例中，所有6颗上颌前牙和第一前磨牙都需要修复。这位年轻的学生患者倾向于采用选择牙齿矫正与复合树脂直接充填技术相结合的治疗方案，对上颌牙齿的间隙进行处理。在矫正治疗过程中，使用复合树脂直接充填模拟测试未来的最终效果，并确定牙齿矫正治疗的最终结果还是否需要进行一些调整。隐形矫正治疗的优点显而易见，因为在进行模拟时不需要移除任何附件。

这个病例与固定矫治器相比，在工作流程中更容易对结果进行美学评估。直接充填修复还能极大地改进临床医生的动手操作能力，并检查最终修复体的分层堆塑情况。直接充填修复还可以帮助临床医生判断是否可以使用相应的技术达到预期的效果。如果不进行口内直接树脂充填，仅采用数字化微笑设计方法，则缺乏实践性，可能会导致对这数字化模拟效果的不确定和医生对自己临床操作做出错误的选择。

病例4-33详细解释了在前牙美学病例中，如何使用复合树脂材料直接充填修复技术来改善天然牙冠的形状。病例还详细介绍了为获得可预测的成功效果而使用的相应器械。

根据病例4-31中的考虑，两颗上颌侧切牙都是锥形的，并且在牙齿矫正时位置完全正确。采用复合树脂直接充填技术对其进行了修复（所有细节在相应的图例中均有描述）。

使用黑色涂层的光滑器械（瑞士罗尔的Deppeler SA和美国芝加哥的Hu-Friedy）将复合树脂与牙齿表面完美贴合。

器械工作端应尽可能硬和薄，以便对牙齿三维塑形进行最佳控制。梨形器械用于牙齿唇面发育沟形态结构的塑形。目标是使复合材料的成型尽可能准确和接近最终效果，这样在树脂固化后就不需要进行大量的抛光或去除多余部分，最后只需彻底抛光即可。这大大有助于避免在牙齿唇侧发育沟与边缘嵴等立体区域使用车针或打磨工具进行破坏性的、不受控制的和耗时的修整。

病例4-34是一个令人印象深刻的病例，说明了上颌前牙牙齿尺寸与牙弓尺寸之间的不匹配会导致何种后果。通过关闭间隙和内收下颌切牙，这种不匹配得到了补偿。随着时间的推移，这位年轻患者的上前牙矢状向轴线陡峭伴深覆𬌗，由于下颌运动功能受限，导致前牙广泛磨损。下颌前牙的切缘和上颌前牙的舌侧切缘都变得非常薄，并开始碎裂。

在第一阶段，使用固定的牙齿矫正装置来矫正上颌切牙的矢状轴，并再次打开上颌前牙区域的间隙，略微唇倾上颌切牙。这样，为计划中的微创修复创造了空间，并且打开了功能运动范围。

在第二阶段，在完成牙齿矫正排列后，使用

间接修复技术。

不仅要修复水平向缺失的牙齿结构，还要修复两个前牙部分垂直向缺失的牙釉质。在这种情况下，使用复合树脂并不是首要选择，因为与陶瓷相比，复合树脂的耐磨性较差。由于患者希望采用无创概念，因此我们采用了无创或微创的治疗方法。

使用二硅酸锂玻璃陶瓷材料（IPS e.max）制作了局部和全覆盖薄贴面。该材料采用热压铸成型，因为CAD/CAM技术无法将其加工成所需薄度。

为了保护修复体，我们为患者提供了一个硬质丙烯酸树脂夜磨牙咬合垫，患者定期使用。她自己也很好地维护了修复体，包括保持最佳的口腔卫生。在这些良好且明确的条件下，获得了非常可观的长期效果。

推荐阅读

[1] Devoto W, Saracinelli M, Manauta J. Composite in everyday practice: how to choose the right material and simplify application techniques in the anterior teeth. Eur J Esthet Dent 2010;5:102–124.

[2] Dietschi D, Shahidi C, Krejci I. Clinical performance of direct anterior composite restorations: a systematic literature review and critical appraisal. Int J Esthet Dent 2019;14:252–270.

[3] Gresnigt MMM, Cune MS, Schuitemaker J, et al. Performance of ceramic laminate veneers with immediate dentine sealing: an 11 year prospective clinical trial. Dent Mater 2019;35:1042–1052.

[4] Kois JC, Filder BC. Anterior wear: orthodontic and restorative management. Compend Contin Educ Dent 2009;30:420–2, 424, 426–429.

[5] Malament KA, Margvelashvili-Malament M, Natto ZS, Thompson V, Rekow D, Att W. 10.9-year survival of pressed acid etched monolithic e.max lithium disilicate glass-ceramic partial coverage restorations: Performance and outcomes as a function of tooth position, age, sex, and the type of partial coverage restoration (inlay or onlay). J Prosthet Dent 2021;126:523–532.

[6] Terry DA, Geller W. Esthetic and Restorative Dentistry: Material Selection and Technique, ed 3. Chicago: Quintessence Publishing, 2018.

病例4-29

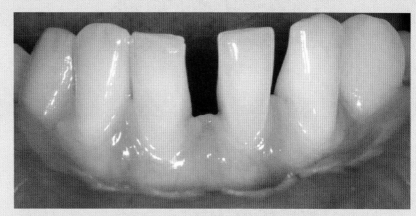

图4-29a　初始状态。下颌切牙非常小。通过牙齿矫正将下颌左侧中切牙移至有利位置，以增宽3颗下颌切牙的临床牙冠。

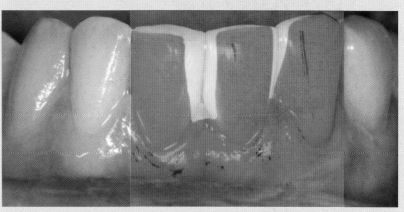

图4-29b　为了测试咬合情况和整体美观，我们进行了树脂直接充填模拟修复。除了对两颗中切牙和左侧侧切牙的近中进行局部增大外，还对两颗中切牙的切缘进行了轻微加长，以达到更好的比例，并改善与下唇的协调性。切缘进行调磨，以获得"更轻薄"的切端外观。

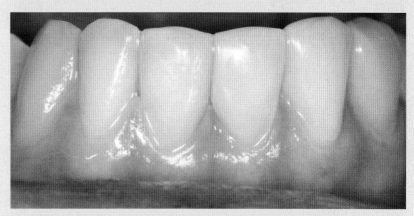

图4-29c　最终效果。现在，所有4颗下颌前牙牙冠的比例都令人满意。

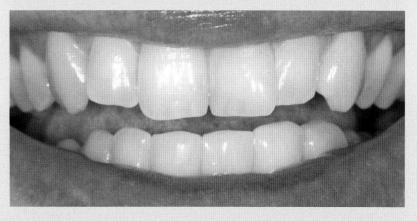

图4-29d　最终效果。下颌切牙形态的美观和功能与下唇及上颌切牙相协调。

病例4-30

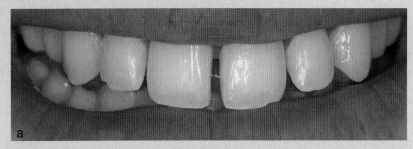
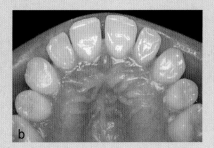

图4-30a和b （a）根据确定的理想牙弓尺寸进行轻微牙齿矫正间隙重新分配后的初始情况。（b）矫治器治疗后的初始状态。由于患者是一位专业歌手，正确的牙弓尺寸对于提供最佳的口腔内发音空间至关重要。理想情况下，可以在牙齿矫正阶段通过使用矫正器技术来实现这一目标。牙齿矫正：Marco Tribo医生。

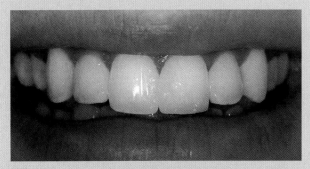
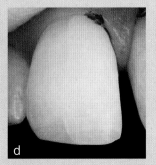
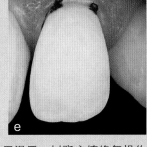

图4-30c 非粘接的复合树脂直接修复模拟，用于美学和功能分析，并测试对潜在发声性能的影响。

图4-30d和e 确认模拟效果无误后，树脂充填修复操作流程中的详细照片。使用棉卷和唇牵引器进行隔离。使用未经浸渍的排龈线（00号），小心翼翼地放入龈沟内，以避免对软组织造成任何创伤。用磷酸酸蚀牙釉质，为粘接做好准备。

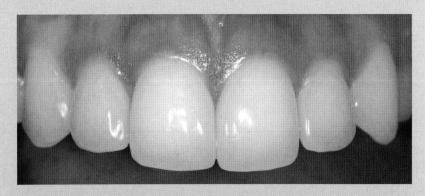

图4-30f 最终照片：口内照。

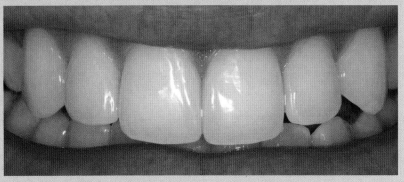

图4-30g 最终效果。下颌切牙的长度上在美观和功能上均与下唇和上颌切牙相协调。

病例4-31

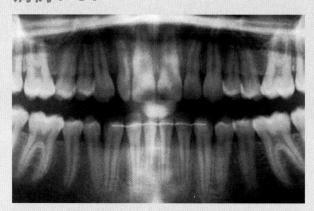

图4-31a 初始X线片。上颌右侧的锥形侧切牙在牙齿矫正治疗期间位置非常理想。通过侧切牙近中和中切牙远中形态为牙龈乳头提供良好的支撑。理想情况下，为避免任何牙根接触，应保持1mm或更大的牙间骨隔隙。远中部位的空间可以更大，因为该位置稍微扁平牙龈乳头不那么重要。

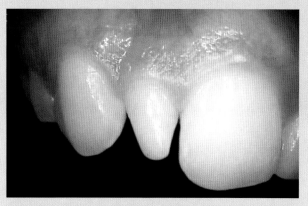

图4-31b 上颌右侧锥形侧切牙的初始情况。

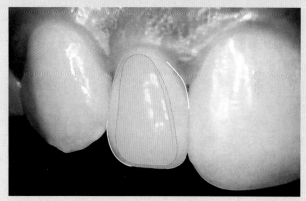

图4-31d 侧切牙的形态原则。蓝色区域是牙齿的外观尺寸，远中切角（黄色线）比近中切角（粉色线）更圆润。远中颈缘的凸度应小于近中颈缘（蓝色线比灰色线更平直）。后者支撑近中牙龈乳头，避免"黑三角"。然而，最重要的特征是近中边缘嵴的绿色线。它描绘了从近中轴面转到颊侧平面的过渡线角度（蓝色区域）需要足够锋利，以产生白色光线反射，使其获得正确形态，并在视觉上可见。

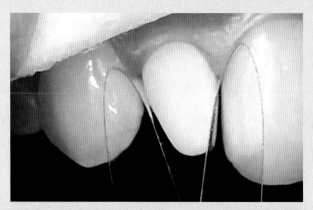

图4-31c 放置排龈线。放置无楔子的折叠式成型片并酸蚀牙釉质。在涂布粘接剂之后在堆塑复合树脂之前，将成型片移除。

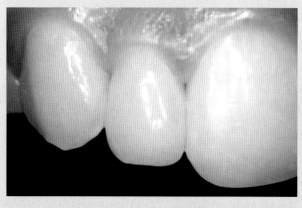

图4-31e 侧切牙复合树脂修复后的最终照片。根据前一张照片（图4-31d）的原则实现的整体形状和轮廓。入射光的白色反射描绘了显著形态，这是由于牙齿轮廓内正确的凸度和尖锐的线角度所致。

病例4-32

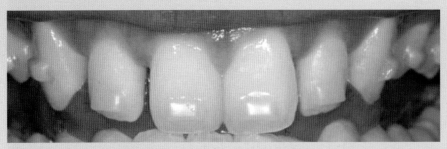

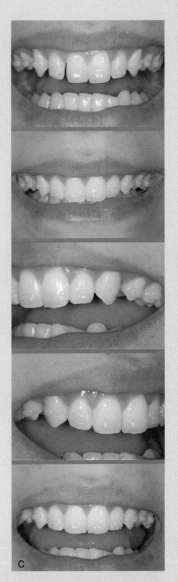

图4-32a 佩戴矫治器治疗时的初始状态。由于所有上颌前牙均偏小，间隙分布均匀。中切牙之间的间隙是关闭的。临床牙冠的近中具有足够的空间，因此中央牙龈乳头得到牙齿和齿间牙槽骨很好地支撑。牙齿矫正：Marco Tribo医生。

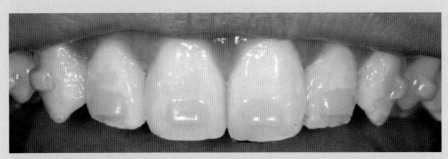

图4-32b和c （b）在矫正治疗过程中，使用复合树脂直接充填模拟修复后的最终效果，并确定牙齿矫正治疗的最终效果是否还需进行调整。隐形矫正治疗的优点显而易见，因为不需要移除任何附件。在这种情况下，与固定矫治器相比，在工作流程中更容易对结果进行美学评估。黑色毡尖笔标记切角牙釉质少许修整的区域，在远处查看时可模拟修整后的效果。（c）与患者确认最终修复效果后，结束牙齿矫正治疗。从各个方面记录口内牙齿情况，准确测量所需的牙齿尺寸至关重要。在这种情况下，对于更复杂的病例，制取一个石膏模型也是有帮助的。必须制定一个明确的工作流程，明确指出从哪里开始进行复合树脂修复。模拟修复也有助于完善临床医生的操作流程，提高工作效率，并确认最终修复的充填堆塑流程。

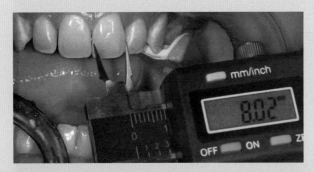

图4-32d 在复合树脂直接充填修复过程中，最好从两颗中切牙开始。为了保持对形态的控制，必须从模拟修复中进行测量。现在开始制作两颗中切牙，并用精确的电子量规控制宽度。下一步是修复侧切牙。最后，修复尖牙和第一前磨牙。

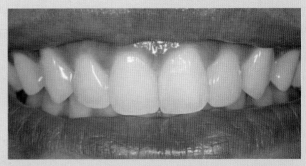

图4-32e 4年后的复查效果。所有6颗上颌前牙和第一前磨牙均采用复合树脂直接充填修复技术，使用纳米复合树脂充填材料（Filtek Supreme XTE；3M ESPE），采用简单的双层技术（舌侧为A1牙体色；唇侧为A1牙釉质色）。在患者的维护阶段，其出色的抛光性也能保持表面光泽。

病例4-33

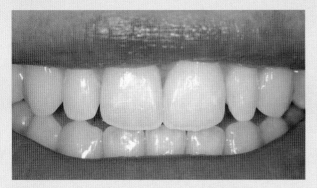

图4-33a 初始状态。两颗圆锥形的上颌侧切牙。

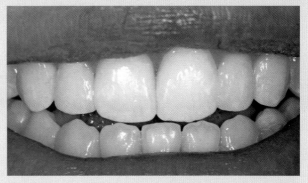

图4-33b 模拟上颌侧切牙的复合树脂临时充填直接修复。检查并确认与牙弓、下颌和上颌唇、咬合和功能之间的关系。

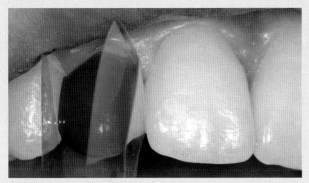

图4-33c 右侧切牙：用可折叠的成型片隔离，酸蚀牙釉质。

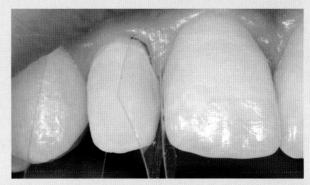

图4-33d 在涂布牙釉质粘接剂之前，放置未经药物处理的排龈线（00号）和新的可折叠成型片。

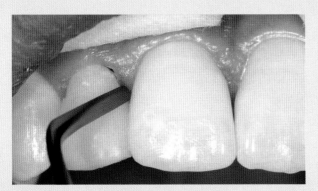

图4-33e 第一层复合树脂材料放置在颈缘，并使用薄刮刀完美贴合，以避免固化后难以去除的任何多余材料。器械：Deppeler SA，Rolle，瑞士。

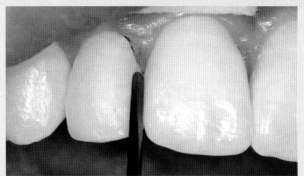

图4-33f 第二层复合树脂放置在中间。与牙面完美接触，避免固化后的修整。树脂直接充填到邻面，使用薄的直雕刻刀进行堆塑。

119

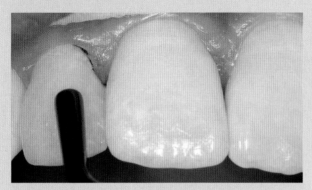

图4-33g 第三层复合材料放置在整个颊侧表面。使用梨形器械形成叶状结构。最后进行形态调整后进行最终固化。

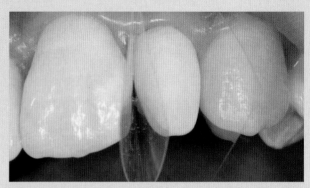

图4-33h 左侧切牙。牙釉质酸蚀前用可折叠成型片进行隔离保护，随后进行干燥。

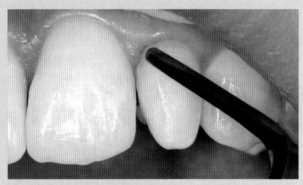

图4-33i 在牙釉质粘接剂固化后，移除可折叠成型片。第一层复合树脂使用薄直角度雕刀进行堆塑。

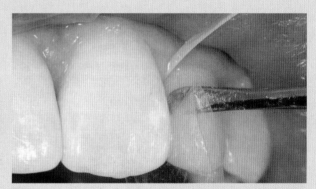

图4-33j 完成堆塑。用薄雕刀分离牙齿。放置成型片以打开颈部空间，以便使用精细的塑料抛光条进行颈部抛光。

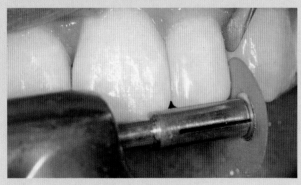

图4-33k 用树脂雕刻刀撑开近中接触区。使用颗粒最细的薄抛光碟，以避免近中邻接被打开。

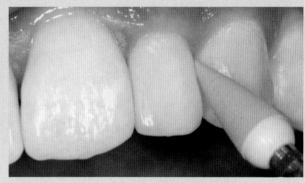

图4-33l 采用两步法抛光系统进行轮廓成型与抛光［纳米金刚砂颗粒软硅胶轮（粉色抛光轮；Rodent；Montlingen，瑞士）］。

图4-33m　在有水冷却情况下使用纳米金刚砂颗粒软橡胶、超细颗粒（白色复合抛光机；Rodent）进行抛光，实现高光泽度。使用长期保持其固有光泽的纳米填充型混合复合树脂材料（Filtek Supreme XTE）。采用简单的双层充填技术（舌侧为A1牙体色；唇侧为A1牙釉质色）。

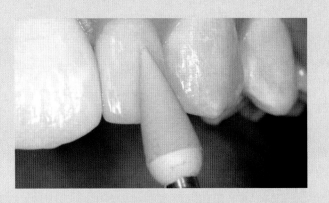

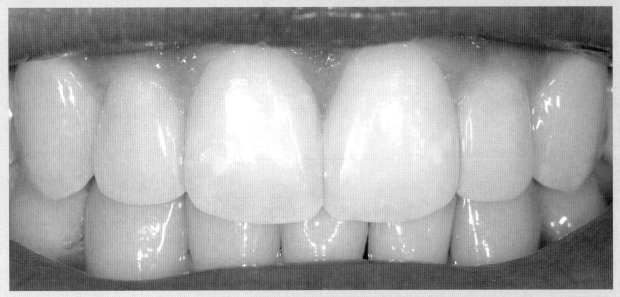

图4-33n　最终微笑照。对于整体效果而言，完美的形态比复杂的分层技术更为重要，后者更容易失去对最终形态的控制。同时，直接模拟修复对于确定各层的正确颜色及其各自厚度，以保持整体颜色的控制，也是至关重要的。

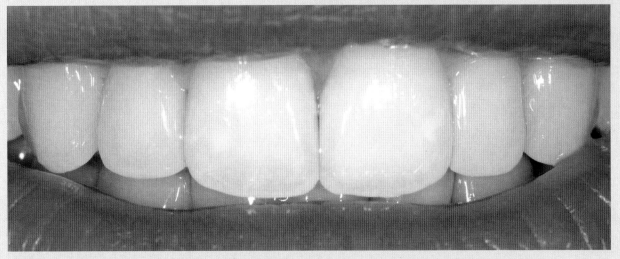

图4-33o　4年后的最终效果。注意表面光泽，这要归功于患者日常的口腔卫生维护和避免饮用对牙齿有害的饮料。避免所有过度的纹理，以防随着时间的推移而变色。从化学和机械的角度来看，光滑的表面具有最佳的耐受性。

病例4-34

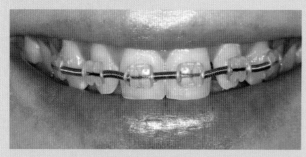

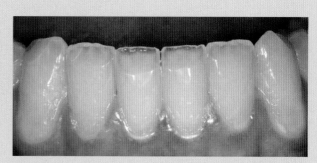

图4-34a 上颌前牙牙弓大小和牙齿大小不匹配的牙齿矫正。过小侧切牙。随着时间的推移，这位年轻患者前牙的陡峭内倾轴向和深覆𬌗导致了下颌前牙切缘和上颌前牙舌侧面的广泛磨损。

图4-34b 由于大量磨损，下颌4颗前牙的切缘都非常薄，并开始碎裂。

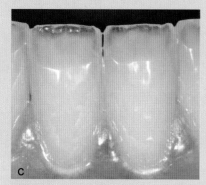

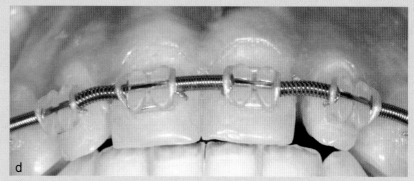

图4-34c和d 在第一阶段，使用固定的牙齿矫正装置来矫正上颌切牙的矢状轴，并再次打开上颌前牙段的间隙，略微唇倾上颌切牙。这样，为计划中的微创修复创造了空间。牙齿矫正：Giancarlo Baldini医生。

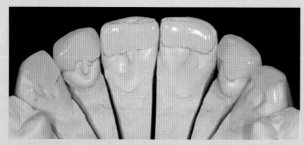

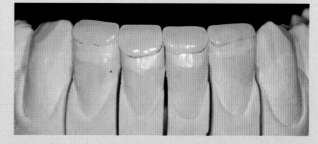

图4-34e 上颌：压铸的二硅酸锂玻璃陶瓷局部贴面，尖牙引导对正常功能至关重要。

图4-34f 下颌：压铸的二硅酸锂玻璃陶瓷局部贴面，圆滑的边缘将提供最佳的稳定性。

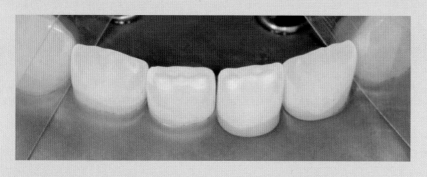

图4-34g 下颌：酸蚀牙釉质，除了平整表面外，不需进行牙体其他预备工作。

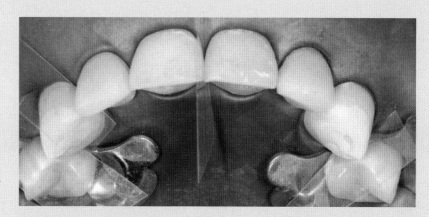

图4-34h　上颌：酸蚀牙釉质，除了平整表面外，不需进行牙体其他预备工作。

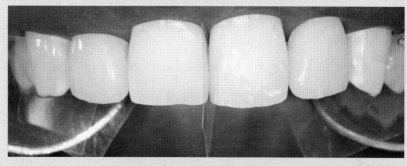

图4-34i　在两颗侧切牙贴面修复。左侧中切牙的中切缘可以进行小量的复合树脂直接充填修复。

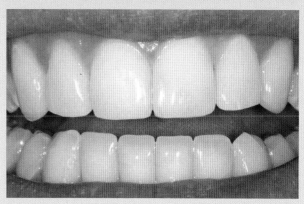

图4-34j　最终微笑照。上颌侧切牙的全覆盖贴面和上颌尖牙和下颌切牙的局部牙贴面的长度适宜，以及上颌中切牙的舌侧贴面，为患者提供了明显的尖牙引导和平衡的前伸功能。

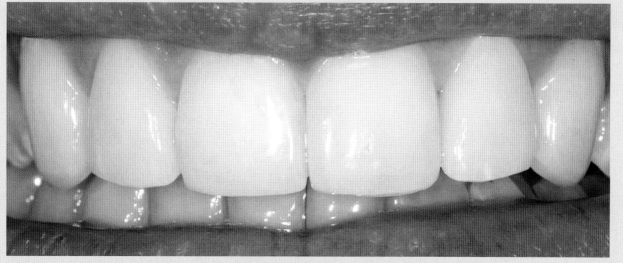

图4-34k　最终微笑照：嘴唇放松状态。上颌的硬质丙烯酸树脂夜磨牙咬合垫有助于保护修复体。口腔技师：Nic Pietrobon和Reto Michel。

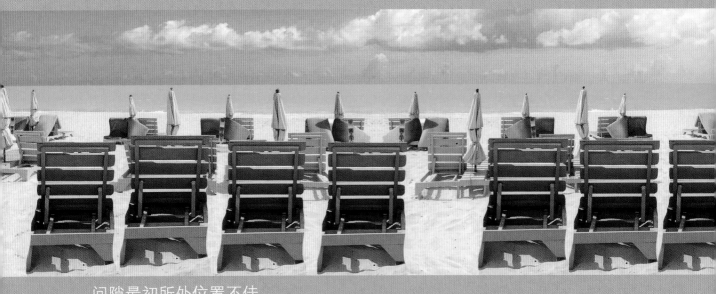

间隙最初所处位置不佳。

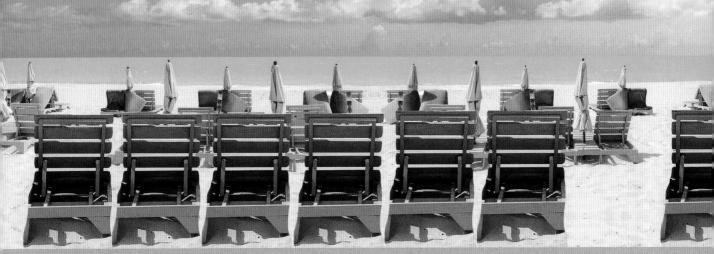

在一个更理想的位置创建一个单独的间隙，使用单颗种植体、粘接桥或牙齿移植进行修复。

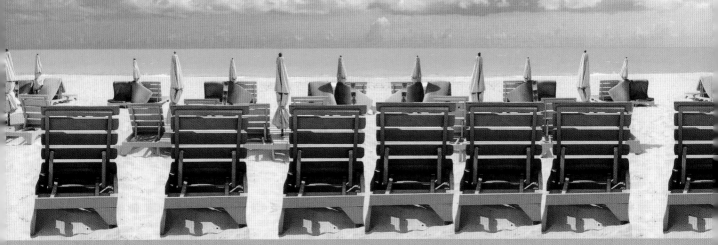

或者，可以采用另外一种策略，即借助局部修复干预措施，将间隙重新分配到多个间隙中，以实现更均匀的间隙分配和减少整体的不协调。

4.4

间隙调整与修复
Gap shifting and restorative
compensation

间隙调整是指使用全瓷粘接桥、种植体、复合树脂充填、可酸蚀的玻璃陶瓷贴面进行修复，以便将需要处理的间隙从美学上更重要的位置移开。这种策略是避免关键美学区出现美学问题的一个有趣的替代方案。将一个间隙从美学区域移开，或者将多个间隙缩小为一个间隙，然后以全瓷粘接桥或种植体的形式修复新的前牙。

因此，为了增大过小的牙齿，可以避免多次修复或重建，而仅在单颗基牙上进行单次重建。单个修复体可以是桥体或贴面，也可以是1颗种植体，还可以是在打开的间隙邻近的牙齿上进行简单的复合树脂直接充填修复。

病例4-35是关于下颌此类情况的一个富有启发性的例子。下颌前牙较小，且彼此之间存在多个间隙，这些间隙被集中到右侧。由此产生的单一间隙通过粘接桥添加第5颗前牙的方式关闭这一间隙，采用的是白榴石玻璃陶瓷桥（IPS Empress；义获嘉公司）。对于下颌前牙区域来说，这是一个很不错的选择，因为5颗而不是4颗前牙并不会被人察觉。在上颌，通过将所有前牙移向左侧来关闭多个前牙间隙，并通过采用复合树脂直接充填修复技术关闭上颌右侧两颗前磨牙之间的间隙。而通过牙齿矫正的反向移动还可以部分补偿上下颌牙弓之间最初存在的明显中线偏差。

病例4-36是一个类似的病例，但适用于上颌。上颌前牙之间存在多个间隙。治疗计划从牙齿矫正治疗开始：将上颌前牙间隙向左侧移动并关闭，改善中线位置，并且上颌右侧尖牙和侧切牙之间的间隙也被打开。

下一步，通过使用复合树脂材料进行模拟临时修复上颌右侧尖牙，以分析美学目标和适当功能。通过设计使用复合树脂略微延长上颌右侧切牙。

为临时修复的上颌右侧尖牙制作了一个二硅酸锂玻璃陶瓷粘接桥（IPS e.max）。尖牙的引导和功能可以限制在天然牙体上，从而避开桥体上承受过多咬合力。因此，通过一些牙齿矫正治疗、一个单一的修复体和一个直接法复合树脂充填，就可以避免进行创伤性更大的重建修复，并取得令人信服的效果。

病例4-37展示了牙齿移植技术的应用。患者小时候在一次外伤中导致上颌左侧中切牙的牙根吸收，且无法治疗，最终脱落。上颌左侧空间不足，导致两颗上颌左侧前磨牙重叠。

我们没有拔除其中一颗前磨牙来为必要的牙齿矫正治疗创造空间，而是移植了上颌左侧第二颗前磨牙来替代失去的左侧中切牙。然后对牙齿进行根管治疗，并使用复合树脂材料进行内部重建。

然后用复合材料临时修复移植的左侧第二前磨牙，没有观察到骨性结合或牙根吸收。由于牙齿位置旋转了180°，使牙齿的舌侧轮廓面向颊侧，实现了良好的颈部轮廓，同时为舌侧的咬合留出了足够的修复空间。

之后，完成了牙齿矫正治疗，关闭所有牙缝。移植后的牙齿通过粘接局部玻璃陶瓷牙冠重建成与对侧前牙相同的尺寸和颜色。这样，在所有修复步骤中，粘接的舌侧固定保持器都可以留在原位。这大大有助于避免在牙齿矫正后复发，并更好地将功能期间的咬合力从移植牙分散到其他前牙上。

病例4-35

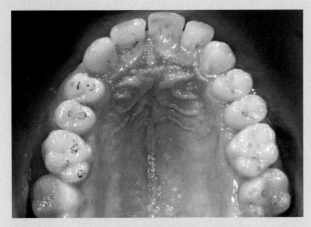

图4-35a　上颌术前：上颌右侧尖牙替代侧切牙（缺失），散在间隙。

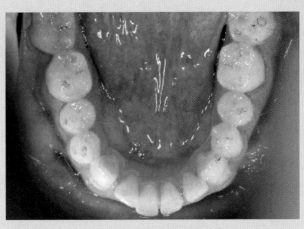

图4-35b　下颌术前：前牙区散在间隙。

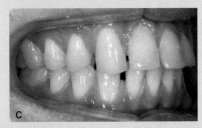
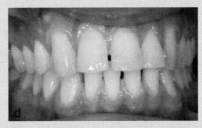
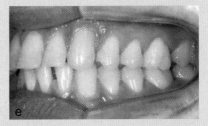

图4-35c~e　术前：（c）右侧观。（d）正面观。（e）左侧观。牙齿矫正：Marco Tribo医生。

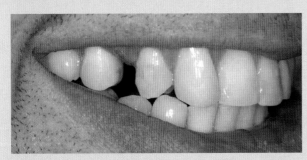

图4-35f　右侧在前后牙列间隙移动和关闭后的情况；上颌右侧第一前磨牙和第二前磨牙之间出现间隙。

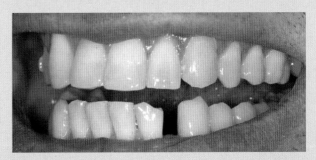

图4-35g　在两侧前牙区移动和关闭间隙后，下颌左侧尖牙和侧切牙之间余留间隙。

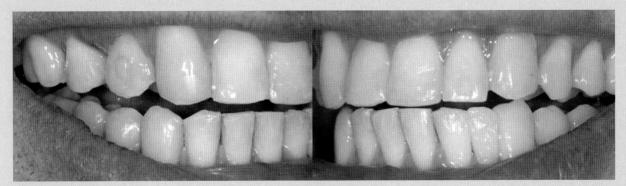

图4-35h　使用复合树脂材料的直接充填修复。上颌右侧两颗前磨牙均加大了牙冠（左），在下颌左侧添加了第5颗切牙（右）。

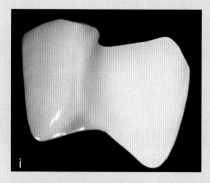
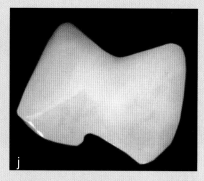

图4-35i和j　下颌尖牙带翼的玻璃陶瓷粘接桥。

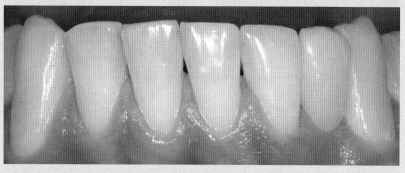

图4-35k　玻璃陶瓷粘接桥就位，增加第5颗前牙：细节图。口腔技师：Nic Pietrobon和Reto Michel。

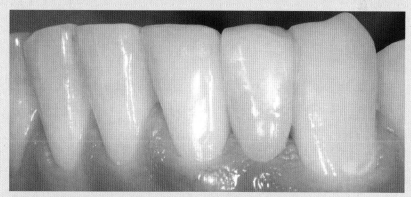

图4-35l　粘接式玻璃陶瓷桥就位，添加第5颗前牙：正唇侧观。

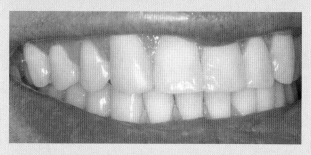

图4-35m　完成照片：复合树脂充填两颗上颌右侧前磨牙，并对两颗上颌中切牙的切缘进行修整。

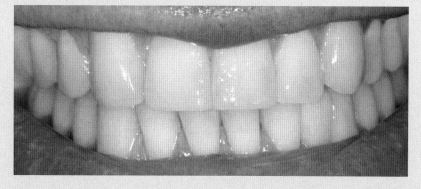

图4-35n　最终微笑照。

病例4-36

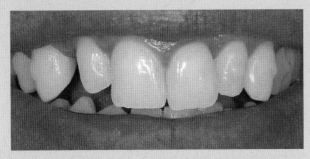

图4-36a 使用矫正器进行牙齿矫正治疗后的初始照片。上颌前牙间隙向左侧移动并关闭，改善中线位置，从而上颌右侧尖牙和侧切牙之间间隙打开。

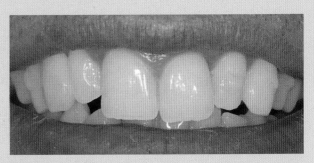

图4-36b 使用复合树脂材料进行上颌右侧尖牙的临时充填。稍微加长上颌右侧侧切牙。牙齿矫正：Marco Tribo医生。

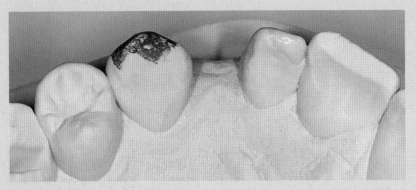

图4-36c 用黑色铅笔标记上颌右侧尖牙的翼伸展边缘，以避免咬合干扰。右侧侧切牙蜡型。

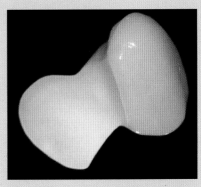

图4-36d 复制右侧尖牙的玻璃陶瓷粘接桥。

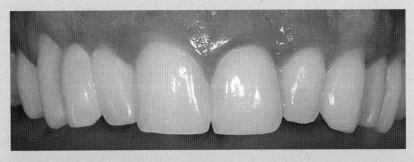

图4-36e 完成照片：上前牙局部照。在最终修复前进行了牙列外漂白。

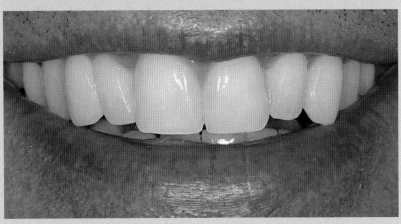

图4-36f 最终微笑照。口腔技师：Nic Pietrobon和Reto Michel。

病例4-37

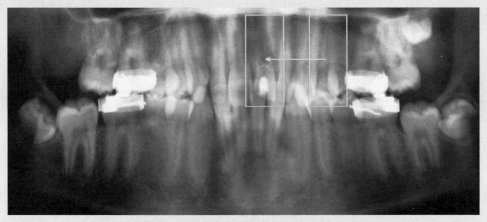

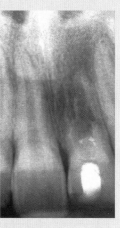

图4-37a 术前全景片：上颌左侧中切牙因牙根吸收无法治疗而拔除。我们的想法是将上颌左侧第二前磨牙移植到失去的左侧中切牙的位置上。移植手术：Andreas Filippi医生。

图4-37b 根尖片显示牙根吸收。

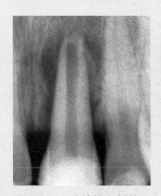

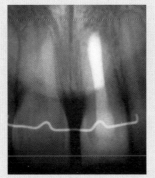

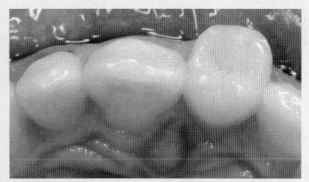

图4-37c 移植的左侧第二前磨牙。根管充填准备。

图4-37d 进行根管充填和用复合树脂进行内部重建，移植左侧第二前磨牙，替代缺失的左侧中切牙。

图4-37e 移植的左侧第二前磨牙旋转180°就位。

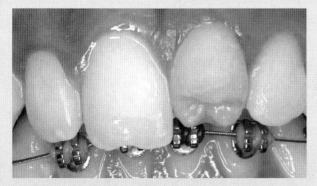

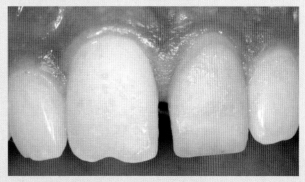

图4-37f 对移植的上颌左侧第二前磨牙唇侧及切端的轮廓进行修整。

图4-37g 对移植的左侧第二前磨牙使用复合树脂进行临时修复，请注意，由于牙齿位置旋转了180°，使牙齿的舌侧轮廓面向颊侧，实现了良好的颈部轮廓，同时为舌侧的咬合留出了足够的修复空间。

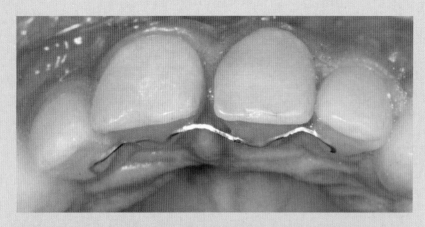

图4-37h 局部牙冠修复前的情况，目的是改善牙齿的颜色和形态。

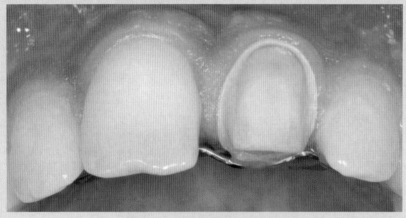

图4-37i 局部牙冠的预备。保留颈部牙釉质。

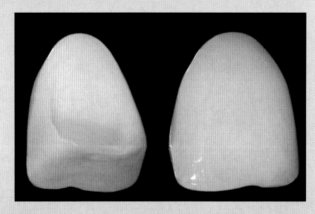

图4-37j 局部牙冠。玻璃陶瓷内冠，颊侧有薄的饰面瓷。

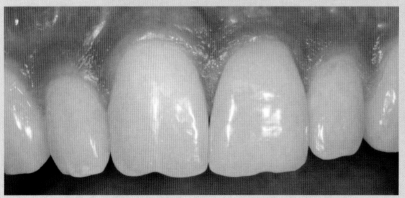

图4-37k 局部牙冠就位：上前牙局部照片。注意颈部轮廓有所改善。

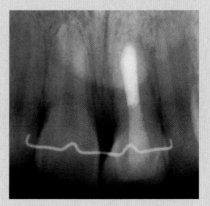

图4-37l X线片：未放根管桩。

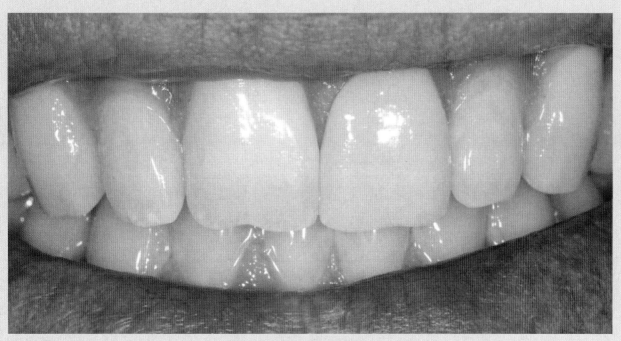

图4-37m 最终微笑照。口腔技师：Nic Pietrobon和Reto Michel。

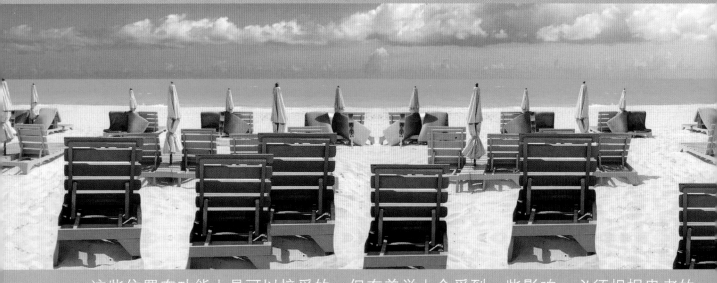

这些位置在功能上是可以接受的，但在美学上会受到一些影响，必须根据患者的接受程度和可再次治疗的潜力进行制定和评估。

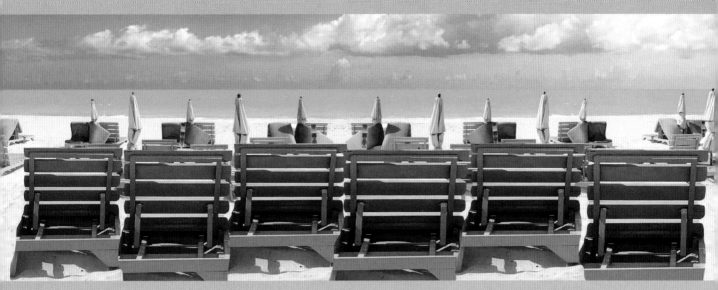

不能改变位置；只能通过修复方式进行间隙关闭。

4.5

仅通过修复的方式进行间隙关闭
Gap compensation exclusively by
reconstructive means

完全通过修复手段进行间隙修复意味着通过非牙齿矫正手段进行修复性关闭间隙。它可能包括通过复合树脂直接充填或玻璃陶瓷贴面、粘接性部分冠、全瓷冠或所有这些重建手段的组合来重新修复牙齿。

如果需要进行大量的修复操作以弥补大量缺失或畸形的牙体，那么联合牙齿矫正-修复治疗可能不是指征。如果微创治疗仍然可行，这可能是一个有吸引力的选择，首先从效率和效果的方面来看，其次是避免牙齿矫正治疗后潜在复发的问题。

病例4-38存在明显的Bolton指数的差异和明显的牙釉质发育不全。鉴于大量牙齿结构缺失，重建包括无预备或最小预备量的贴面、部分冠和全瓷冠，无须牙齿矫正干预，非常小的下颌牙齿通过设计略微重叠的形状进行增宽牙冠，以隐藏尺寸并实现更逼真的外观。

从根本上说，问题在于何时采用直接充填修复，何时不采用。这个病例是一个典型例子，由于需要修改几颗牙齿的咬合、形态、颜色甚至位置时，应选择采用微创粘接间接瓷修复治疗。由于树脂充填很难进行这类病例的整体控制，不建议采用树脂充填的方法进行修复。

病例4-39是一个采用直接充填法用于牙间隙关闭的很好例子。修复仅涉及增加近中轮廓、关闭两颗上颌中切牙之间的间隙，以及关闭上颌侧切牙之间的"黑三角"。这是使用复合树脂充填材料的最佳适应证，因为90%的现有牙面不需要做任何改变。

超薄刚性黑色金属器械的使用有助于在充填过程中避免过多的复合树脂材料。因此，仅需进行极少的抛光工作，且分层堆塑的效果不会受到影响。

与全瓷表面相比，不建议使用明显的纹理，以避免变色。此外，均匀光滑的表面细节有助于口腔卫生和日常抛光，以保持表面光泽和颜色外观。材料本身的表面特性也很重要（本例中使用的材料是Filtek Supreme XTE）。

与前一个病例相比，病例4-40显示了一个上颌存在多个开放间隙、切缘过短和非常平坦的颊侧轮廓的情况。这种情况在几年前已经通过树脂直接充填修复进行了部分纠正。患者对她的微笑整体外观不满意。她不希望颜色更浅，但希望获得牙釉质质感的真实外观。为了满足所有美学和技术要求，采用耐火代型技术，制作了超薄长石质瓷贴面（Creation CC）。贴面通过高粘接强度、高度抛光且流动性好的复合材料（G-aenial Universal Flo；GC）粘接到牙齿上。

长石质瓷具有出色的美学表现。高质量的牙科长石质瓷具有最佳颗粒组成，提供了自然的拉雷尔效应（由略微小于光波长的颗粒大小展现的蓝色和橙色取决于入射光的方向）和丁达尔效应（由略微大于光波长的颗粒大小展现的白垩色外观），非常类似于牙釉质。没有必要使用非自然的吸光颜料来部分模仿这些效果。

通过超精细分层技术内部色彩特征进行描述，使得长石质瓷粉制作的烤瓷贴面优于所有其他材料，因为即使在极薄的贴面中也可以同时实现颜色层次和遮色能力。然而，它必须直接在耐火模型上烧结。此外，它是一种非常脆的材料。它只有通过与牙体组织的最佳粘接才能获得其机械强度。长石质瓷的使用应仅限于在牙釉质中进行制备（甚至不进行制备更为理想），并且在整个工作过程中对临床医生的技术水平要求很高。一旦完成并从模型中取出，除了抛光之外，无法进行进一步的修正。因此，它只能由经验丰富的牙科技师处理。

病例4-41的初衷是通过牙齿矫正治疗纠正不理想的弓形和牙齿位置，然后进行一些较小的修复性修正。然而，由于患者强烈的呕吐反射，她不愿意接受进行固定牙齿矫正治疗或矫正器治疗。因此，不得不放弃这一方案，并计划进行非破坏性的重建修复。

首先，对上颌中切牙和所有下颌牙齿都进行了轻微的外漂白。其次，经过一些口内诊断和直接模拟修复后，对上颌前磨牙、上颌尖牙和两侧上颌侧切牙进行了无预备的贴面修复，以扩大和圆化上颌弓。这是按照之前病例（病例4-40）中描述的技术和材料进行的。

由于侧切牙的牙颈部萌出位置正确，只需纠正舌侧倾斜，因此是使用无预备修复体的理想适应证。

如果牙齿位置（作为一个整体）过于舌侧偏移，修复治疗总会或多或少地导致颈部龈缘过突。因此，在这种情况下，最好还是以牙齿矫正为主。

为了建立正确的尖牙引导，在两侧上颌尖牙舌侧粘接玻璃陶瓷贴面。此外，上颌左侧中切牙的切端小缺损也通过复合树脂材料直接充填进行了修复。

病例4-42是另一个拒绝对倾斜的上颌骨和拥挤的下颌前牙进行牙齿矫正治疗，而只采用修复方法的病例。如果不结合一些正颌外科手术，牙齿矫正是不可能实现的。

反向微笑曲线和巨大的颌间距离，以及侧切牙前突、中切牙内倾、前磨牙和尖牙舌侧倾斜都是导致整体印象不佳的原因。

首先，用复合树脂进行模拟修复，为患者实现可视化治疗目标。结果牙齿的暴露情况得到了改善，面部看起来更加和谐。同时，根据患者的意愿，保留了一些初始状态的元素，以避免面部表情发生完全改变。

其次，采用无预备方法改善下颌前牙。只进行了复合树脂直接充填和少量的修整。然后，根据模型制作间接修复体。

通过使用耐火代型技术以及采用熔融长石质瓷粉（Creation CC）制成的烧结长石质陶瓷全层和部分层贴面。根据各贴面的厚度和底层牙齿结构，采用了分层色的分层上瓷技术。

所有修复体均使用光固化复合树脂水门汀（G-aenial Flo）和两步粘接系统（Clearfil SE Protect）进行粘接。边缘的精细非破坏性抛光是必不可少的，以实现从瓷贴面到复合材料和牙釉质表面的完美边缘过渡。为此，使用了超细抛光碟和含有纳米金刚砂颗粒的橡胶抛光轮。

为了保持良好的边缘封闭，必须使用电动牙刷和非腐蚀性饮食（避免酸性物质和烈性酒精饮料）来保持口腔卫生。

病例4-43表明，由于间隙分析不足和随后不美观的修复关闭，导致美学效果不佳。患者之前遭受了前牙外伤。当时，上颌中切牙和左侧侧切牙都接受了根管治疗。右侧中切牙的深冠折需要进行牙齿矫正牵引，使这颗牙齿的牙龈过渡区的直径比对侧中切牙小得多，因为这颗牙齿的根部呈明显的三角形。

此外，为了弥补前牙之间的间隙，还对左侧中切牙和侧切牙进行了不对称加宽。这一切导致上颌牙弓的整体外观不协调。

由于咬合的稳定性以及纠正颜色需要唇侧修复空间，没有考虑对内倾的切牙进行牙齿矫正治疗。与病例4-41一样，侧切牙的颈缘位置正确，只需要纠正腭向倾斜。因此，除了前牙的更复杂重建外，理想的修复方法是无预备修复。

首先，需要重新根管充填。由于缺乏冠部牙结构，两颗钛桩通过不透明的复合树脂水门汀（帕娜碧亚V5，不透明色）粘接至中切牙的根管内，并用复合树脂制作桩核。为了避免进一步削弱牙齿结构，没有磨除剩余的牙本质。计划通过最终的牙冠遮盖剩余变色的颊侧牙本质部分。

在牙髓治疗阶段，对上颌牙齿进行了外漂白和彻底抛光。

其次，选用高强度压铸的二硅酸锂陶瓷（框架：Amber Press LT；HASS，Haan-ro，韩国；饰面瓷：InSync；Chemichl AG，瓦杜茨，列支敦士登）作为所有重建的颊侧修复体。没有考虑使用玻璃陶瓷和氧化锆的组合，因为透光率的差异，不允许它们在所有光照条件下获得完美

和谐的结果。当全部修复体尝试只使用氧化锆材料时，与牙齿的其他部分相比，它表现出相同的问题（过于不透明），从而产生不自然的反射行为，即使使用了不同含量的钇的高透氧化锆或者超透氧化锆材料也是如此。

在这种情况下，对贴面后颜色的保持时间很重要的。贴面总是要先贴好，然后留出2~3周的时间让贴面牙齿的颜色稳定下来。这时，只需为牙冠再取一个印模，然后完成牙冠与剩余牙齿的完美匹配。否则，牙冠和贴面之间的整体协调效果对修复医生和牙科技师来说，是不好把控的。

只要遵守这一工作流程和时间表，就能获得极佳的效果，而不会不必要地牺牲完好的牙齿结构。

然而，为了应对这种情况下的各种挑战，整个治疗团队的技能需要提高。

病例4-38

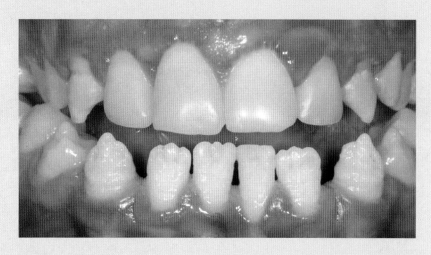

图4-38a　初始情况。牙釉质发育不全，上下牙列存在间隙。4颗上颌前牙已经通过复合树脂进行了直接充填修复。由于牙齿尺寸较小，需要进行修复，因此没有计划进行牙齿矫正治疗。

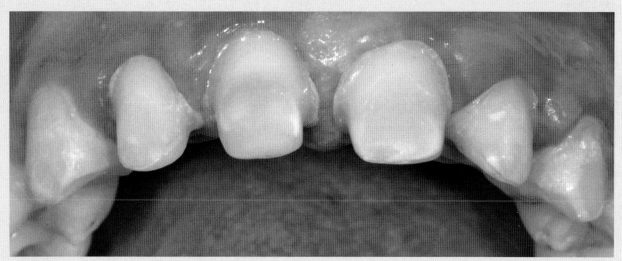

图4-38b　上颌右侧尖牙至左第一前磨牙的预备。计划为4颗前牙制作薄的粘接性全冠，而其余牙齿则使用粘接部分冠。

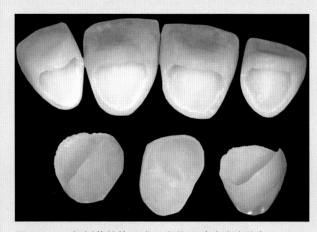

图4-38c　颊侧薄的饰面瓷，白榴石玻璃陶瓷修复。

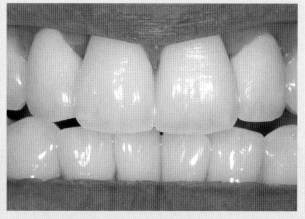

图4-38d　最终微笑照：上颌前牙的细节。口腔技师：Walter Gebhard。

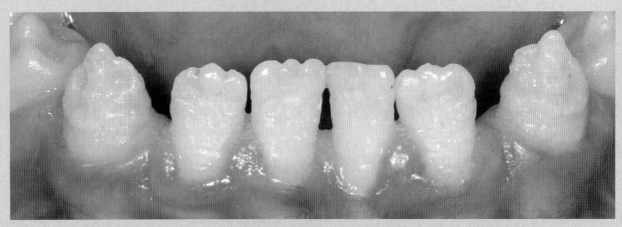

图4-38e 初始情况：下颌前牙。主要考虑了两种方法来关闭间隙。第一种是在每侧将桥体粘接到尖牙上，增加了两颗下前牙，同时在所有前牙上保留牙冠大小的使用贴面；第二种是在所有前牙上使用贴面，同时扩大牙冠的形状。

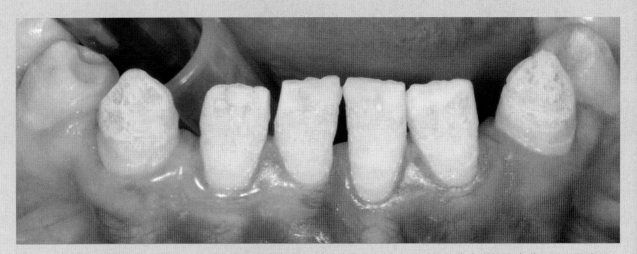

图4-38f 6颗前牙预备后的情况。几乎没有或只有极少量的牙釉质预备量。只对切端或尖锐的边缘进行了圆滑处理，并将表面磨平。通过短时间的酸蚀来确定牙釉质范围。

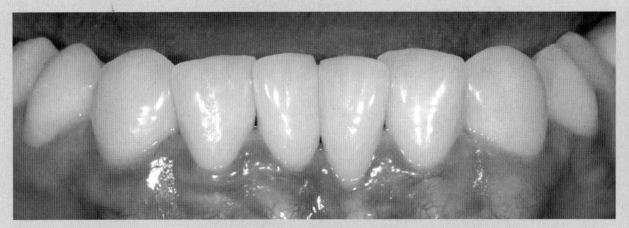

图4-38g 最终微笑的细节：下颌。在患者同意的情况下，白榴石玻璃陶瓷部分冠的设计略有重叠和旋转，以获得更自然的外观。口腔技师：Walter Gebhard。

病例4-39

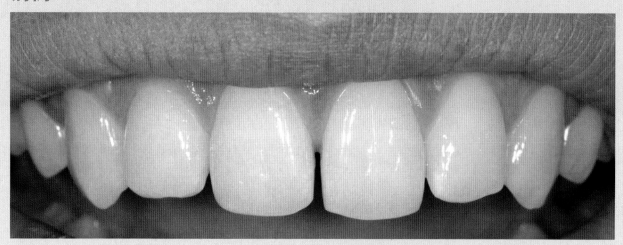

图4-39a 初始情况。目标是增加中切牙的近中邻面轮廓，并关闭两颗中切牙之间的间隙。所以准备使用复合树脂直接充填技术关闭中切牙之间的开放的近中"黑三角"。

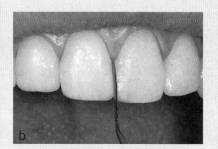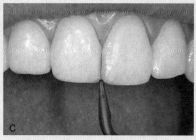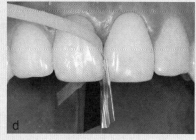

图4-39b ~ d 使用超薄刚性黑色金属器械有助于在堆塑过程中避免出现多余复合树脂材料。因此，只需要进行最小的修整工作，分层技术也不会受到干扰。

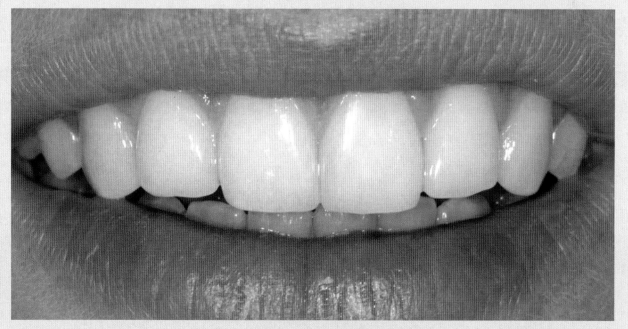

图4-39e 抛光后的最终效果。没有进行大面积的纹理处理，以避免变色，并有助于口腔卫生，包括定期抛光以保持表面光泽。

病例4-40

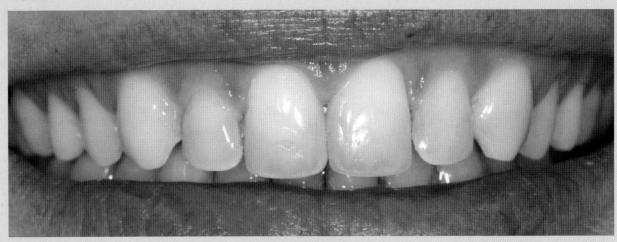

图4-40a　初始状态。上颌存在多个开放间隙、切缘过短和非常平坦的颊侧轮廓的情况。几年前已经通过直接树脂充填修复进行了部分纠正。计划为4颗前牙制作4个无预备贴面。

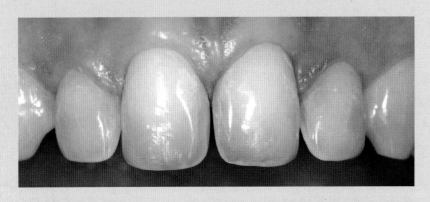

图4-40b　去除所有复合树脂残余物后的初始状态。现在可以看到牙间隙和开放的相邻切角反V形外展隙。

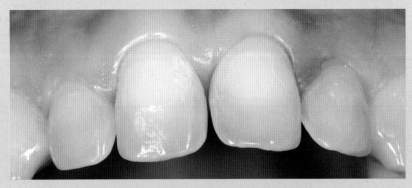

图4-40c　去除所有复合树脂残余物后的初始状态。注意平坦的颊侧轮廓。没有进行进一步的牙体预备。

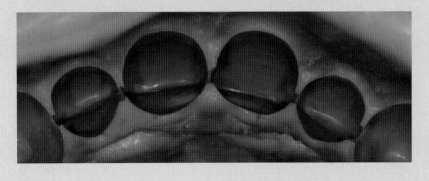

图4-40d　高精度硅橡胶印模，用于灌注带有耐火代型的石膏模型。

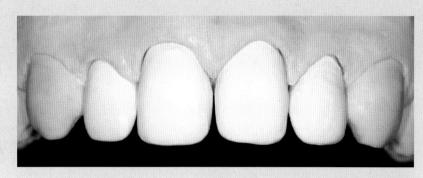

图4-40e 使用耐火材料进行高精度石膏灌注。

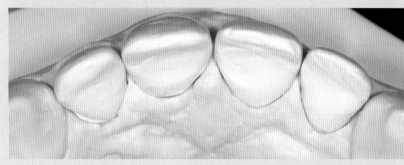

图4-40f 牙模的咬合面照片。注意无预备贴面的舌侧修复空间非常有限。

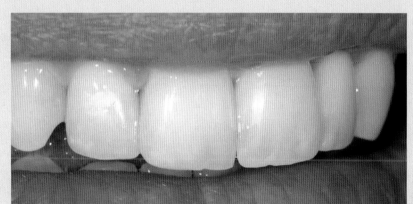

图4-40g 用丙烯酸树脂临时修复试戴模型，以确定修复体的最终形态。

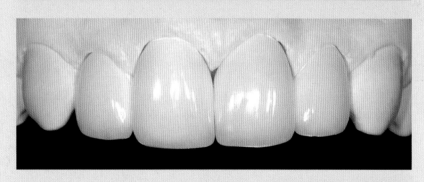

图4-40h 石膏模型上的长石质瓷最终修复体。注意细腻的表面和内部色彩效果特征。

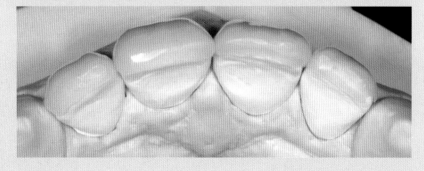

图4-40i 最终修复体：咬合观。注意恰当的颊侧轮廓和线角设计，以达到精致的形态。

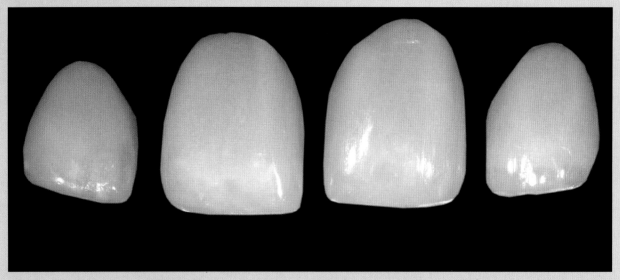

图4-40j 最终修复体。注意通过超精细分层技术实现的内部颜色特征和颜色深度。口腔技师：Walter Gebhard。

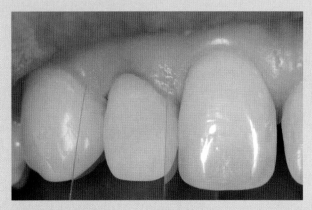

图4-40k 右侧切牙贴面粘接前的情况。未浸泡有药物的排龈线（00号）已就位，表面已用磷酸腐蚀。不带楔子的成型片隔离相邻的牙面。

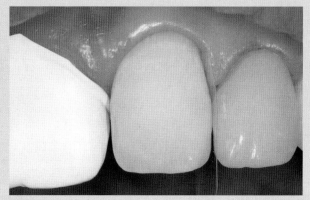

图4-40l 左侧中切牙贴面粘接前的情况。已使用未浸泡有药物的排龈线（00号）排龈，牙面已用磷酸酸蚀。特氟龙膜已就位，以隔离邻牙表面。左侧中切牙的贴面已经粘接好。

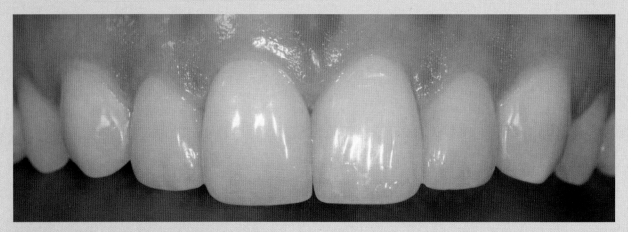

图4-40m 粘接无预备贴面3年后的最终修复照片。

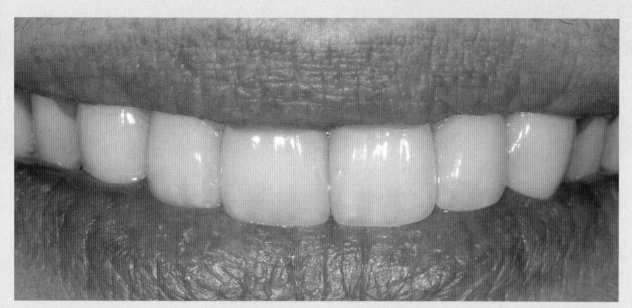

图4-40n 最终微笑照。

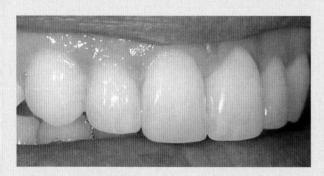

图4-40o 最终微笑照：右侧观。颊部轮廓得到改善，线角位置恰当，尽管牙齿体积增大，但外观依然精致。

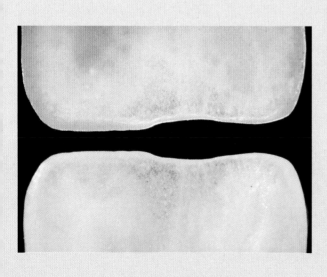

图4-40p 长石瓷因其内部类似牙釉质的结构和光学特性而具有出色的美学潜力。

图4-40q 烧结长石瓷样品显示出与牙釉质类似的拉雷尔效应（蓝色和橙色取决于入射光的方向）和丁达尔效应（白垩色外观）。

病例4-41

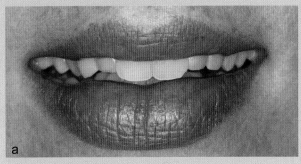

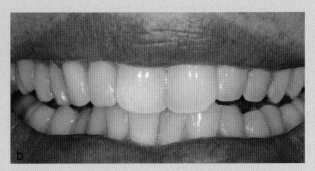

图4-41a和b 初始情况。不理想的弓形和牙齿位置。牙齿矫正治疗不可行（强烈的呕吐反射），因此计划进行非破坏性的修复。

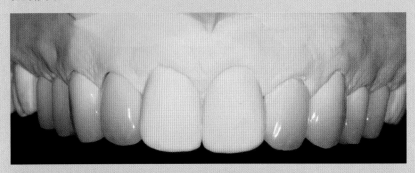

图4-41c 针对上颌前磨牙、尖牙和侧切牙的无预备覆盖冠，以扩大唇侧区域。该病例是使用无预备修复体的理想适应证，因为侧切牙的颈缘位置正确，只需要纠正舌侧倾斜。

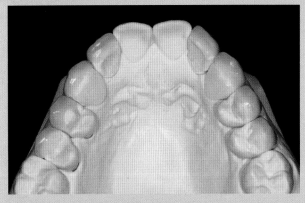

图4-41d 此外，在两颗上颌尖牙上制作舌侧玻璃陶瓷贴面，以建立正确的尖牙引导。

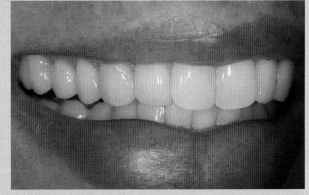

图4-41e 最终微笑照：右侧观。口腔技师：Walter Gebhard。

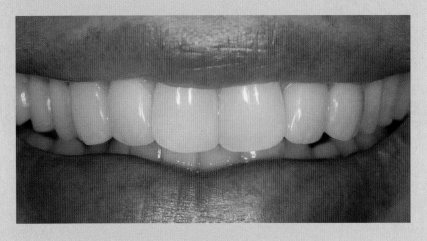

图4-41f 最终微笑照。上颌牙弓变得更加圆润和谐。

病例4-42

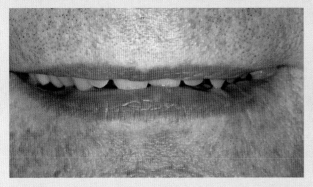

图4-42a 初始微笑照。几乎看不到牙齿。反向微笑曲线和巨大的颌间距离，导致整体印象不佳。

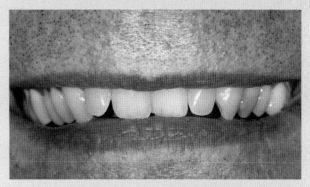

图4-42b 初始状态。最大的牙齿暴露情况。侧切牙前突、中切牙内倾、前磨牙和尖牙舌侧倾斜。

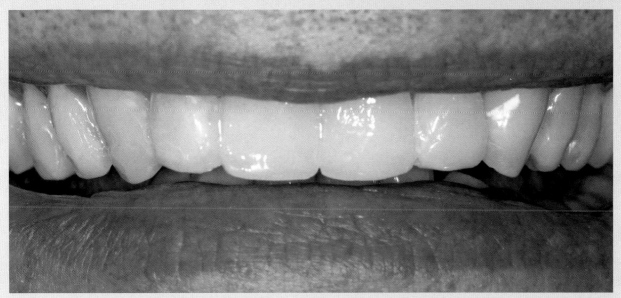

图4-42c 用复合树脂进行模拟修复，为患者实现可视化治疗目标。牙齿的暴露情况得到了改善，面部看起来更加和谐。同时保留了一些初始状态的元素，以避免面部表情发生完全改变。

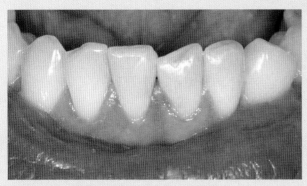

图4-42d 下颌前牙的初始情况。患者更倾向于采用无预备方法，最好只进行复合树脂直接充填修复和一些少量的轮廓调整。

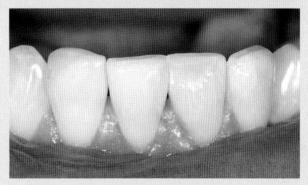

图4-42e 采用复合树脂直接充填修复和一些少量的轮廓调整后的下前牙。

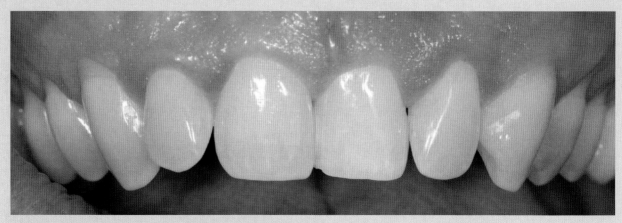

图4-42f 上颌前牙。尖牙和所有4颗前磨牙经过彻底清洁、抛光，准备取印模。完全不需要制备。

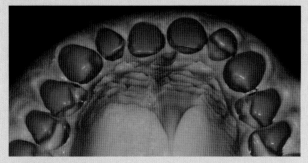

图4-42g 适用于制作多个石膏模型和耐火代型的精确硅橡胶印模。

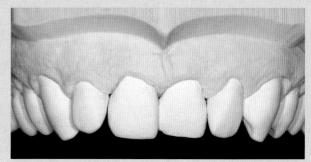

图4-42h 用于制造烧结长石质瓷贴面的精密石膏模型和耐火代型。

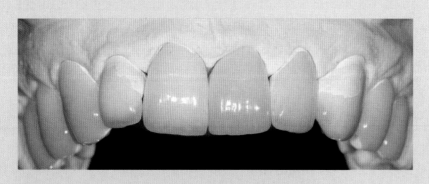

图4-42i 烧结长石质全贴面和部分贴面成品。根据相应贴面和底层牙齿结构的厚度进行分层堆塑制作。

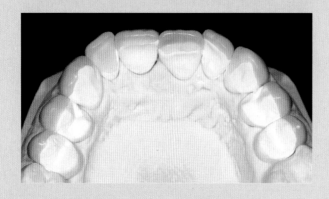

图4-42j 烧结长石质全瓷和局部瓷贴面成品：咬合面观。最初的牙齿位置没有完全覆盖修复，因此保留了一些原始微笑的特征。

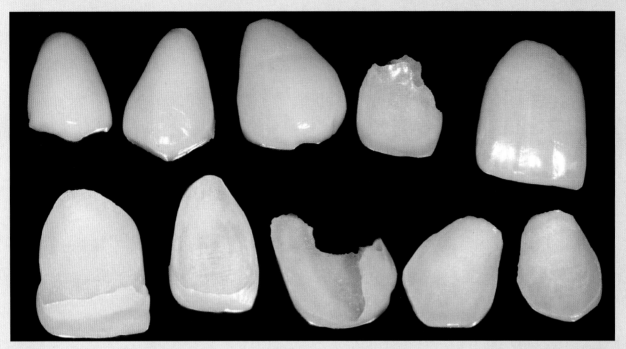

图4-42k 烧结长石质全瓷和局部瓷贴面成品。根据不同贴面的厚度和底层牙齿结构，采用了不同的分层堆塑烧结技术。口腔技师：Walter Gebhard。

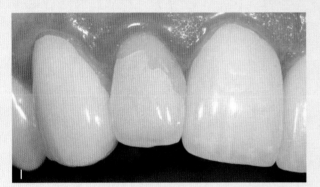
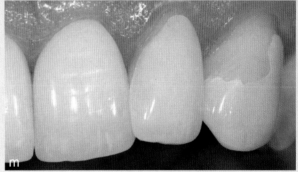

图4-42l和m 烧结长石质贴面成品。在表面完全干燥的情况下进行试戴，检查其密合度和形态。

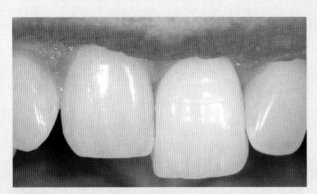

图4-42n 上颌左侧中切牙的烧结长石质贴面成品。注意长度和宽度的增加。

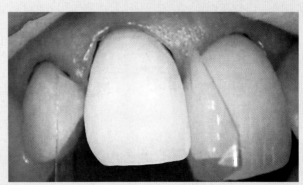

图4-42o 在酸蚀后，使用未浸泡有药物的排龈线排龈，可折叠的成型片带保护邻面。未使用楔子，以防止可能最终导致出血的任何创伤。

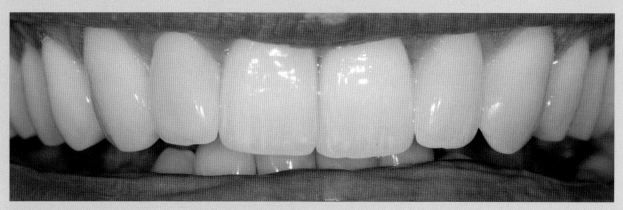

图4-42p 粘接后的最终照片。

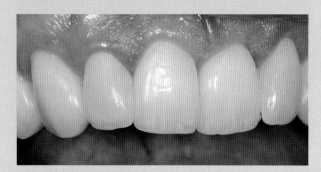

图4-42q 粘接后的最终照片：右侧观。

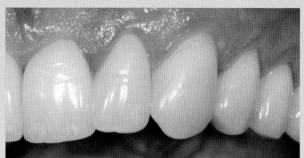

图4-42r 粘接后的最终照片：左侧观。

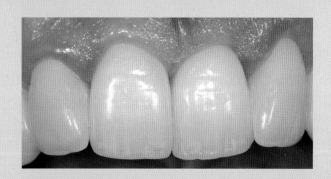

图4-42s 粘接后的最终照片：前牙部分。所有修复体均使用光固化树脂水门汀（G-aenial Flo）和两步粘接系统（Clearfil SE Protect）进行粘接。边缘的精细非破坏性抛光，以实现从瓷贴面到复合材料和牙釉质表面的完美边缘过渡。为此，使用了超细抛光碟和含有纳米金刚砂颗粒的橡胶抛光轮完成这项工作。

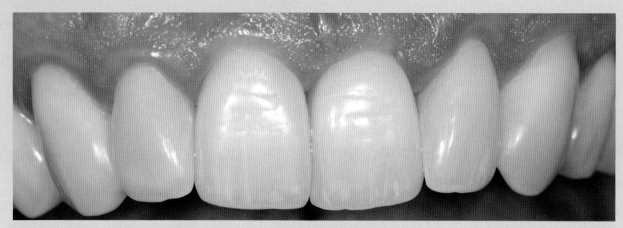

图4-42t 5年后的结果。注意边缘仍然几乎看不见，表面光泽保存完好。使用电动牙刷和非腐蚀性饮食（避免酸性物质和烈性酒精饮料）来保持完美的口腔卫生，是保持这种良好状态的必要条件。

病例4-43

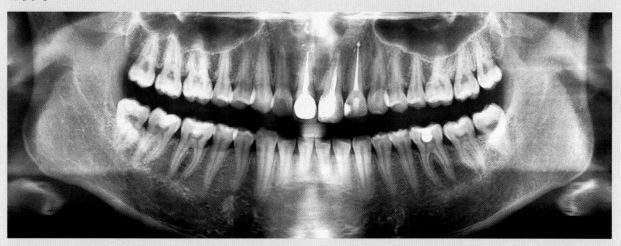

图4-43a　初始射线片：概述。患者以前曾遭受过前牙外伤。当时必须对两颗上颌中切牙和左侧侧切牙进行根管治疗。

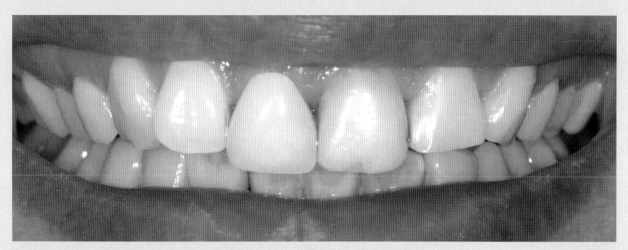

图4-43b　中切牙的重度冠折需要进行牙齿矫正牵引，由于这颗牙齿的根部呈明显的三角形，使这颗牙齿的牙龈缘的形态比对侧中切牙小得多。

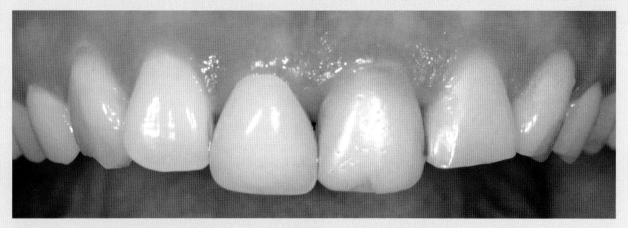

图4-43c　此外，为了弥补前牙之间的间隙，还对上颌左侧中切牙和侧切牙进行了不对称加宽。所有这些都导致上颌牙弓的整体外观不美观、不协调。

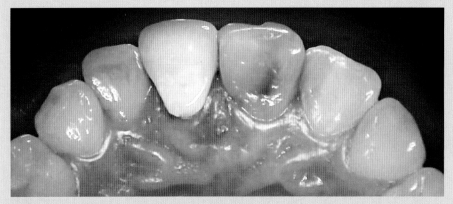

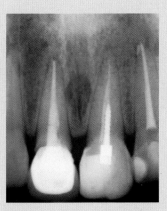

图4-43d 上颌前牙的舌侧观，显示切牙的宽度不成比例。右侧中切牙的现有牙冠。左侧中切牙和侧切牙上有复合树脂充填物。两颗切牙均有明显变色。

图4-43e 现有的根管欠填。中切牙根管中的金属螺丝钉不起固位作用。

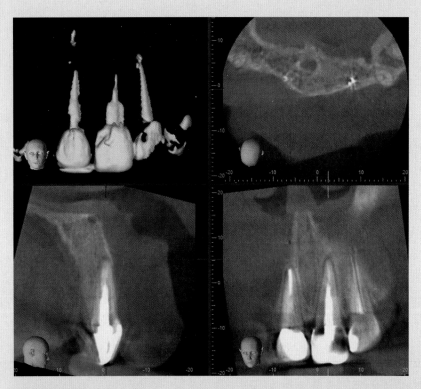

图4-43f 上颌前切牙的CBCT图像。显示了各种不规则性的牙根充物和金属螺丝钉。

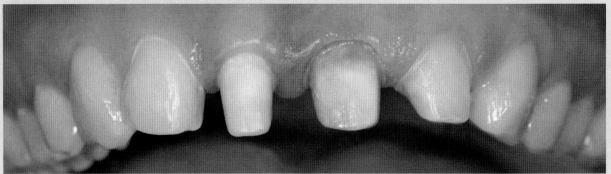

图4-43g 由于缺乏冠部牙体结构，两颗钛桩通过不透明的复合树脂水门汀（帕娜碧亚V5，不透明色）粘接至中切牙的根上（重新根管充填后），并用复合树脂制作桩核。为了避免进一步削弱牙齿结构，没有去除剩余的牙本质。计划通过最终的全冠遮盖剩余变色颊侧牙本质部分。注意两颗中切牙直径的不同。

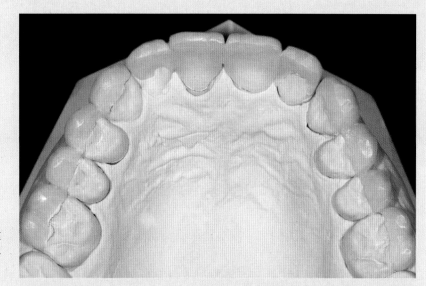

图4-43h　石膏模型上所有计划重建的丙烯酸树脂临时修复体，为了更好地就位，分成3个四单位修复体。

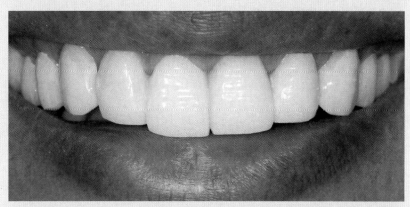

图4-43i　已就位的丙烯酸模型，用于评估上颌4颗切牙的新空间分布。

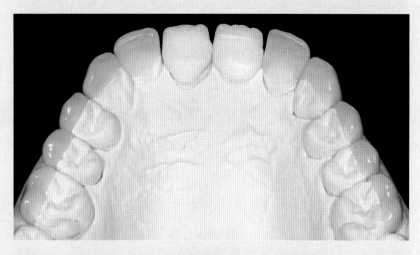

图4-43j　在主模型上完成的压制玻璃陶瓷修复体。请注意，中切牙只是作为一个可用的内冠，在粘接其他修复体后，作为可拾取内冠用于第二次印模。

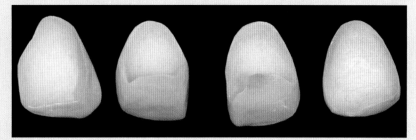

图4-43k　内部氢氟酸酸蚀后玻璃陶瓷修复体的细节。尖牙贴面和侧切牙贴面冠。

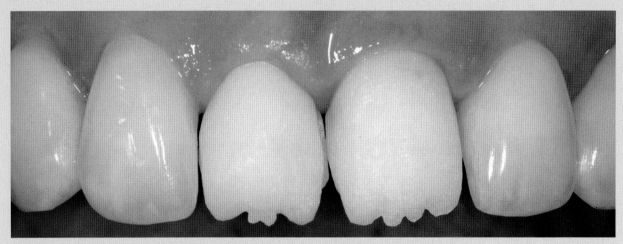

图4-43l　粘接玻璃陶瓷尖牙贴面和侧切牙贴面牙冠。取第二印模前试戴中切牙内冠。

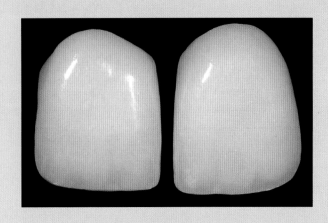

图4-43m　玻璃陶瓷中切牙牙冠的细节。

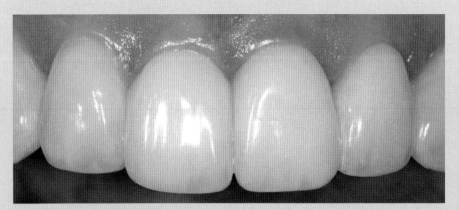

图4-43n　粘接所有修复体后。请注意，尽管中切牙颈部的横截面不同，切牙之间的空间分布和形状都有所改善。

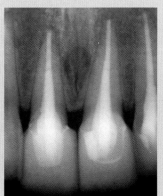

图4-43o　重新根管治疗后，新的复合树脂充填和两颗中切牙根管中的钛桩的X线片细节。使用放射线不透的复合树脂水门汀（RelyX Universal，A1色）粘接的玻璃陶瓷冠。牙髓治疗：Frank Paqué医生。

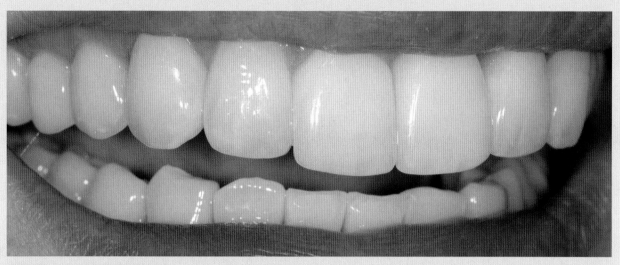

图4-43p 最终微笑照：右侧照。

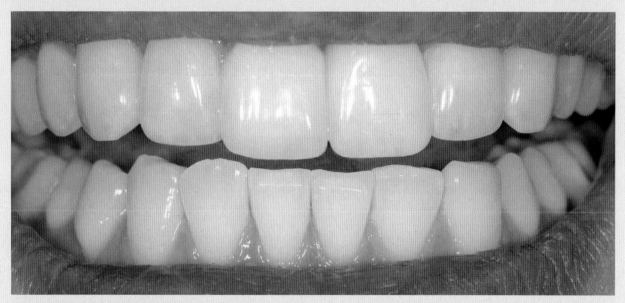

图4-43q 最终微笑照：上下牙列照。

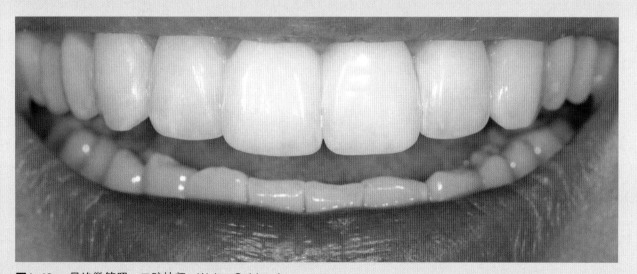

图4-43r 最终微笑照。口腔技师：Walter Gebhard。

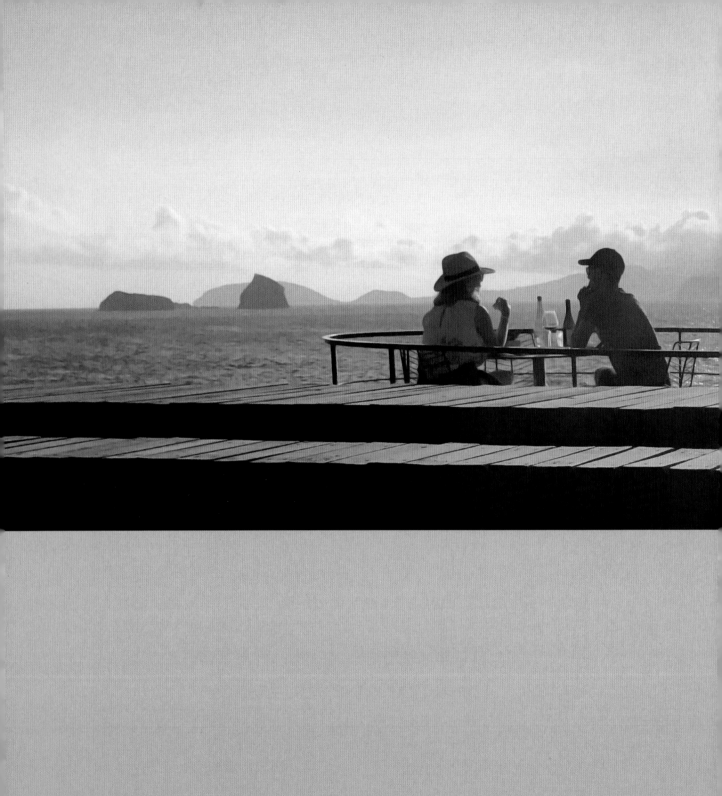

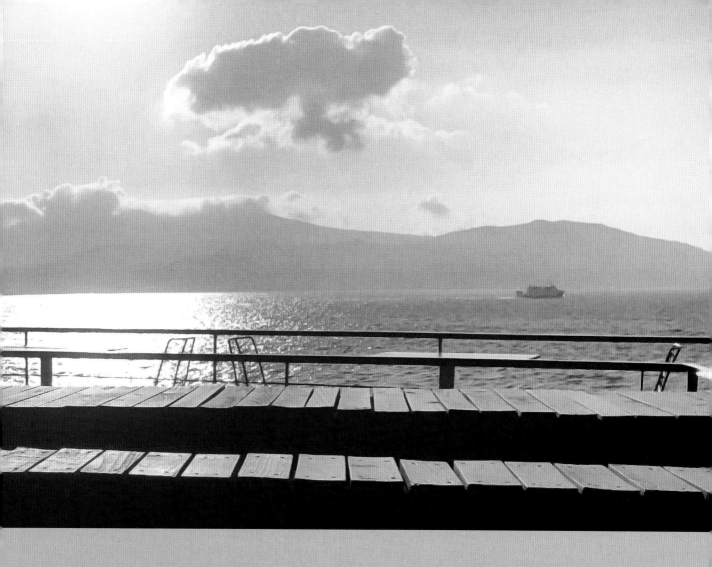

第5章

结束语
Final remarks

如今，粘接牙科在用微创直接或间接技术解决高度复杂的病例方面具有突出的潜力。可重新干预及再治疗的巨大潜力使其在牙体牙髓病学的重建和修复方面占据重要地位。包括患者在类似的临床情况下可以选择不同的有价值且可持续的方案。然而，鉴于当前修复和重建中所使用的材料和技术的运用日益复杂，参与其中的临床医生与牙科技师的个人知识和技能水平是成功的关键因素。

为了培养对美学、生物学和功能的敏感度，并扩大知识库，建立一个拥有相同价值观的临床医生交流圈子至关重要。对概念和当前科学范式的全面与持续的讨论有助于大家更深入地享受我们的职业，并最终也可能使我们对整个生活感到更深的满足。

在此，我要**特别感谢**参与治疗这些病例的伙伴们，他们做出了崇高的贡献，他们是我的合作伙伴：Marco Imoberdorf医生、Christian Ramel医生、Karin Wolleb医生和Frank Paqué医生；牙科技师Nic Pietrobon、Reto Michel以及Walter Gebhard；还有Marco Tribo医生，他为我们提供了牙齿矫正和治疗规划方面的专业知识。

所有的修复工作都由作者本人完成。